우리 아이 체질을 알면
최고로 키울 수 있다

HOMOEOPATHIC SKETCHES OF CHILDREN'S TYPES

Copyright ⓒ 2001 Catherine R. Coulter
Published by Ninth House Publishing

> 21 Addison street Arlington. MA. 02476. U.S.A.
> Telephone: 1-800-366-1695
> Web site: www.homeopathyworks.com
> ISBN 0-9713082-6-8

All rights reserved.
Korean Translation Copyright ⓒ 2012 by Dr. Jae Sung Choi.
Korean edition is published by agreement with Catherine R. Coulter.

이 책의 한국어판 저작권은 Catherine R. Coulter와의 독점 계약으로 최재성에게 있습니다.
저작권법에 의해 한국 내에서 보호를 받는 저작물이므로 무단전재와 무단복제를 금합니다.

우리 아이 체질을 알면 최고로 키울 수 있다

초판 1쇄 발행	2012년 11월 14일
지은이	캐서린 쿨터
옮긴이	최재성
펴낸이	이남재
편집	송현옥
디자인	디자인빛깔
마케팅	신웅식
펴낸곳	산마루
전화	031)716 7200, 031)716 1009
팩스	031)716 7201
주소	경기도 성남시 분당구 발이봉북로 24번길 3-4
이메일	quesheene@naver.com
등록번호	144-90-04480

ISBN 978-89-98271-02-2
책값은 뒷표지에 있습니다.

HOMOEOPATHIC SKETCHES OF CHILDREN'S TYPES

우리아이 체질을 알면 최고로 키울 수 있다

21가지 소아청소년 체질 치료법

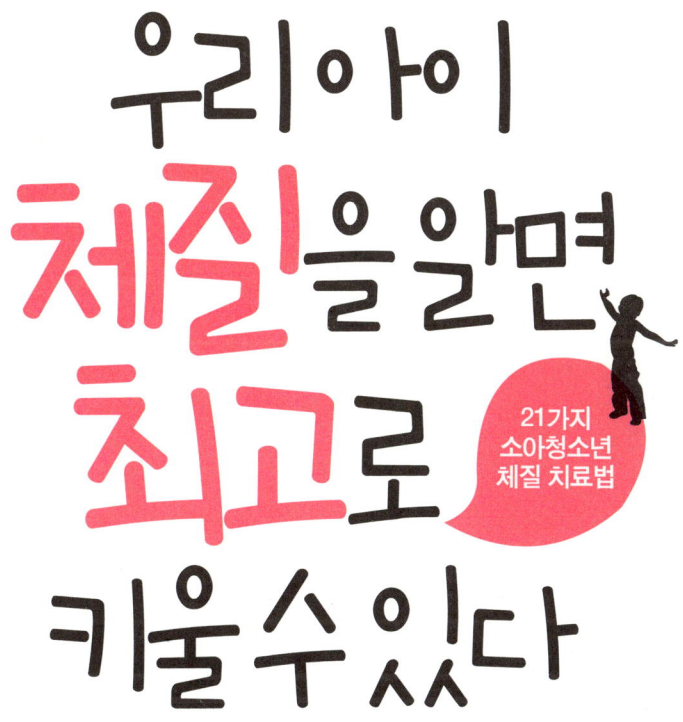

캐서린 쿨터 지음 _ 최재성 옮김

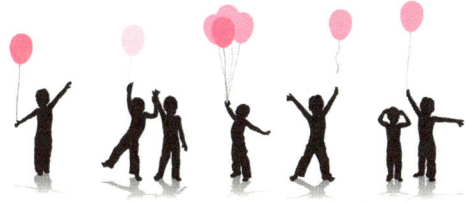

산야두

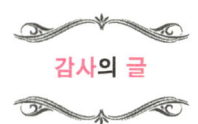

감사의 글

나의 딸, 마리안 쿨터는 이 책을 편집하는데 귀중한 도움을 주었다.

그리고 메리 야노는 원고 타이핑의 수고와 함께 사려깊은 조언을 해주었다.

이 두 진실한 친구에게 깊은 감사를 보낸다.

또한 수잔 외이크필드의 훌륭한 편집 조언에 감사한다.

추천의 글

이 책의 저자 캐서린 쿨터Catherine R. Coulter는 세계적으로 유명한 미국의 원로 동종요법 의사다. 콜럼비아대학을 졸업한 그녀는 스물여섯 살 되던 해에 처음으로 동종요법을 경험하게 된다. 남편과 함께 프랑스에서 휴가를 보내던 도중 알레르기 증상이 나타나 프랑스의 동종요법 의사에게 치료를 받고 호전되었던 것이다. 휴가에서 돌아온 후 그녀는 동종요법에 관심을 가지고 공부를 하기 시작한다.

1960년대 미국은 동종요법이 쇠퇴하고 있던 때라 그 분야의 책을 구하기 힘들었다. 캐서린이 어렵사리 구한 책은 윌리엄 뵈리케William Boericke의 《동종요법 약물학Homeopathic Materia Medica》이었다. "나는 이 책을 시간 날 때마다 틈틈이 읽고 또 읽었다"고 그녀는 회상한다. 한 권의 책을 6년에 걸쳐 읽고 또 읽어서 통달한 후에도 열 권으로 된 콘스탄틴 헤링Constantin Hering의 약물학 책을 구해서 다시 몇 년 동안 깊이 공부했다. 동종요법에 대해 공부하기를 10여 년, 그녀는 동종요법 약물학의 이론과 임상 분야에서 대가로 자리매김하게 되었으며, 현재까지 미국의 수많은 의사들이 그녀의 동종요법 강의를 듣고 개인적으로 임상지도를 받고 있다.

그녀는 52세 되던 해에 그 동안의 강의, 임상지도, 임상경험을 바탕으로 《동종요법의 초상화 Portraits of Homeopathic Medicines》를 출간했다. 초상화를 그리는 화가가 모델의 진정한 모습을 드러낼 수 있는 특징들을 골라서 그리듯이, 그녀는 풍부한 임상경험을 바탕으로 동종요법 치료제의 핵심이 될 수 있는 요점들을 강조해서 그림을 그리듯이 묘사했다. 이 책은 동종요법 분야에서 명저로 평가받았고 여러 나라에서 번역출간되었다. 이번에 최재성 선생이 한글로 번역하여 출간하는 책 《우리 아이 체질을 알면 최고로 키울 수 있다 Homoeopathic Sketches of Children's Types》에서도 역시 저자는 어린이와 청소년의 '체질 유형'을 마치 스케치를 하듯이 생생하게 묘사하고 있다.

이 책을 읽다보면 해박한 지식과 풍부한 경험을 가지고 있는 원로 동종요법 의사의 명강의를 듣고 있는 것처럼 느껴질 것이다.

"우리아이 상태가 ADHD 주의력 결핍 과잉행동장애에 해당되나요?" 우리가 임상에서 흔하게 듣는 질문 중 하나다. 동종요법에서는 어린이, 청소년이 겪고 있는 고통을 '병'이 아니라 타고난 '체질 constitution'의 관점에서 접근한다. 체질이란 병이 아니라 그 사람의 특성일 뿐이다. 체질은 좋고 나쁜 것이 없다. 단지 그 사람의 정신, 신체, 행동의 특성, 또는 개성에 불과하다. 따라서 동종요법에서는 어린이, 청소년의 '병'을 제거하려고 하지 않고, 심층 면담을 통해서 타고난 '체질'을 이해하여 주변 환경과 조화를 이룰 수 있도록 치료한다. 동종요법은 단순하고 획일적인 약물치료가 아니라, 이해와 소통을 통하여 자신이 타고난 특성, 개성, 소질을 살리는 치료라는 것이다.

이 책을 번역한 최재성 선생은 내과 전문의로서, 다년간 동종요법에 열정을 가지고 연구하여 현대의학에 접목하는 통합의료를 실천하고 있는 분이다. 선생은 캐서린 쿨터가 인도 의사 라마크리슈난과 공동집필한 저서 《암의 절망과 고통을 넘어서다 A Homeopathic Approach to Cancer》를 번역하여 출간한 바 있다. 번역은 많은 시간과 정력을 소모하는 작업인데, 바쁜 임상에도 시간을 쪼개어 동종요법의 명저를 번역한 선생의 노고에 감사드린다. 선생은 프롤로그에서 "아이의 체질을 찾아내면 아이가 가지고 있는 육체적·정신적·감정적인 많은 문제들을 잘 이해할 수 있고, 아이들과의 소통을 잘하게 된다"고 말한다. 이 책은 우리 아이들의 타고난 '체질'을 이해함으로써 그들이 타고난 '특성'을 주변 환경과 조화롭게 살려서 인격적으로 성숙하고 건강한 성인으로 성장하는데 기여할 것으로 기대한다.

김영구
(한국동종의학연구원장, 차의과학대학 통합의학대학원 외래교수)

머리말

아이들은 자라면서 여러 단계의 발달 과정을 거치며 각 단계별로 특정한 도전 과제들과 마주하게 된다. 이러한 성장과 학습의 전형적 단계에서 동종요법이 큰 역할을 한다. 동종요법은 아이가 청소년기를 거쳐 성년으로 성장하면서 종종 거치게 되는 어려운 문제들을 큰 무리 없이 통과할 수 있게 도와주는 치료법이다.

19세기 초에 사무엘 하네만 Samuel Hahnemann이 개발한 동종요법은 유사성의 법칙에 그 근거를 두고 있다. 유사성의 법칙은 '어떤 질병에 대한 신체의 방어 현상(현대적인 의미의 면역, 혹은 氣를 의미한다—역주)은 유사한 증상을 야기할 수 있는 에너지물질을 투여시 거꾸로 정신·신체적인 질병이 치료된다는 원리'를 의미한다.

다시 말하면, 건강한 사람이 복용하면 질병과 유사한 증상 반응을 보이게 되는 치료제를 오랜 시간 유사한 증상을 호소해온 실제 환자에게 투여하면 몸의 면역기전이 자극되어 증세가 제거되고 병이 치료된다는 원리다. 동종요법 치료제는 물질적 치료제가 아니라 에너지 치료제이므로 질병이 없는 건강한 사람에게 투여했을 때 나타나는 반응은 치료제를 끊으면 곧바로 사라진다. 그러나 환자에게는 1회 투여로도 치료반응이 오랜 시간 지속되는 좋은 치료제다.

　동종요법의 치료법 및 접근법에 있어 핵심적인 질병·건강·치료 관련 전제들은 바로 위의 기본 원칙을 토대로 세워진 것이다.

　동종요법의 대전제는 '활력', 즉 모든 생물 안에 존재하며 조화와 균형을 이루기 위해 항상 힘쓰는 내적 에너지의 존재를 인정하는 것이다. 인체가 나타내는 여러 증상들은 몸이 스스로를 치유하기 위한 노력의 신호이며, 동종요법은 환자가 보이는 증상과의 '유사성'으로 인해 이 활력의 자가치유 노력에 힘을 실어주게 된다.

　그 다음으로 중요하면서 또 모든 동종요법 처방의 기초가 되고 있는 전제는 바로 각 개인의 '전인全人'에 근거한다. 전적으로 전인적인 접근법에 따르는 동종요법에서는 신체적 질병에도 심리적·감정적 측면이 있고 심리적·감정적 질환에도 신체적 측면이 있다는 점을 인정한다. 따라서 아이의 건강한 성장과 웰빙의 촉진을 목적으로 처방할 때, 정신 및 신체의 긴밀한 상호작용으로 인해 동종요법 전문의는 항상 증상의 양쪽 측면을 모두 고려하게 된다.

　이렇듯 환자가 호소하는 총체적 증상을 고려하여 치료제를 쓰는 방법을 '체질 처방'이라 하고, 환자의 모든 신체적·정신적·감정적 증상 뿐만 아니라 전반적인 성격까지 고려하여 선택된 치료제를 '체질 치료제'라 부른다. 그러므로 아이의 외모 및 체형, 기질과 성향에 가장 알맞은 치료제가 무엇인가에 따라 그리고 아이가 아플 때와 건강할 때 어떻게 행동하고 어려울 때와 행복할 때 어떻게 반응하느냐에 따라 유황 체질, 혹은 석송 체질, 할미꽃 체질 또는 소금 체질이라고 부르게 된다. 아이의 체질은 그뿐만 아니라 아이의 제스처, 행동양식, 목소리, 바람, 두려움, 호불호, 강점과 약점 또는 아이만의 특별한 재능에 의해서도 짐작할 수 있다. 이러한 모든 특징들을 고려하여 체질 치료제를 결정하게 되는 것이다. 물론 아이가 (상황이나 기질에 의거했을 때) 두세 가지 타입을 섞어놓은 체질을 보일 수도 있으며, 유년기 동안 아이는 주된 체질을 중심으로 성장하게 될 것이다. 각 체질들은 서로 증상이 겹치는 부분이 있기 때문에 때때로 이들은 서로 비교 및 대조의 대상이 된다.

동종요법의 체질 유형은 1차적으로 치유를 그 목적으로 하고 있고, 이 책에서 소개하고 있는 치료법들은 어린이를 치료하는 동종요법 전문의들이 '체질에 근거하여' 내리는 처방 중 가장 빈도수가 높은 것들이다(벨라돈나와 카모밀라는 예외로, 체질 치료제는 아니지만 아이들의 열, 감기 등의 증상 치료와 병에 걸린 후 성질이 나빠져 보채는 경우에 흔히 사용되는 치료제다).

아이의 체질을 알게 되면 아이를 더 깊이 있게 이해할 수 있게 된다. 이는 아이가 자신의 모든 잠재력을 발휘할 수 있도록 잘 이끌어줄 수 있다는 뜻이다. 이것이 체질 치료의 장점이다.

캐서린 쿨터

CONTENTS

추천의 글_ 김영구(한국동종의학연구원장) — 6
머리말_ 캐서린 쿨터 — 9
프롤로그_ 최재성(나사렛국제병원 통합기능의학 연구소 원장) — 17

굴 체질 (Calcarea carbonica) — 37

보호막이 필요한 연약한 존재 | 아이들의 짜증에 아주 효과적인 굴 체질 치료제 | 입이 짧고 자극적이지 않은 음식을 좋아해 | 학업 스트레스가 몸으로 온다 | "집이 아닌 곳은 무서워요!" 천성이 예민하고 연약 | 충격과 후유증이 오래가는 아이 | 굴 체질에게 나쁜 환경과 좋은 환경

※ **벨라돈나 치료제** (Belladonna) — 52

유황 체질 (Sulphur) — 57

몸에 열이 많고 자극적인 음식 즐기며 가만히 있지 못하는 행동파 유형 | 톰 소여와 개구쟁이 데니스 | 주목받고 싶어 하는 리더 스타일 | 몰라도 "저요! 저요!" 손드는 아이 | 유황 체질의 청소년기 | 재미와 흥분거리를 계속 찾고 따분한 것은 못참는 | 유황 체질에게 나쁜 환경과 좋은 환경

CONTENTS

흑연 체질 (Graphites) — 79

소풍 전날 비올까 걱정하는 아이 | 유머가 경쟁력이 되는 밝은 아이들 | 오통통한 외모의 서민적인 타입, 정신적인 일보다는 육체적인 일 좋아해

소금 체질 (Natrum muriaticum) — 87

감정 표현을 못하고 내면에 꾹 쌓아두는 아이 | "미안하다고 말하느니 차라리 죽겠다" | 눈을 잘 마주치지 않으려 하고 사회 부적응 성향 보여 | 사회 적응에 대한 두려움 때문에 남들과 다르지 않음을 강조하는 | 현실에 잘 적응하지 못하고 미래의 비현실적인 희망에 집착 | 도덕적인 사명감이 너무도 투철한 | 소금 체질에게 나쁜 환경과 좋은 환경

오징어 체질 (Sepia) — 105

여성 체질로 신중하며 내향적인 성향, 첫 만남은 어색하지만 갈수록 친해지는 | 영리하며 과분한 칭찬은 싫어해 | 주로 좌뇌를 사용, 좌측 편두통 흔함 | 오징어 체질에게 나쁜 환경과 좋은 환경

인 체질 (Phosphorus) — 113

공부나 일을 재미로 승화시키는 연예인 스타일 | 학교가 사교장, 학교가는 것이 즐거운 아이 | 연습하지 않아도 체질적으로 거짓말을 잘하는 아이 | 빨강머리 앤은 인 체질 | 청소년기에 가장 잘 맞는 체질 치료제 | 인 체질에게 나쁜 환경과 좋은 환경

할미꽃 체질 (Pulsatilla) — 127

총애받는 귀염둥이 소녀 | 배려심 깊은 수줍은 아이 | 선택의 기로에 선 우유부단한 아이 | 할미꽃 체질에게 나쁜 환경과 좋은 환경

CONTENTS

결핵 체질 (Tuberculinum) — 137

한 가지에 오래 집중하지 못하는 마른 몸매의 체질 | 소설《보물섬》의 작가가 대표적인 결핵 체질 | 쾌활하지만 감정 기복이 심한 아이 | 결핵 체질에게 나쁜 환경과 좋은 환경

※ **카모밀라 치료제** (Chamomilla) — 144

비소 체질 (Arsenicum album) — 149

야심이 커서 능력보다 더 노력하는 아이 | 안 되면 모두 남탓 | 중도는 NO! 극단적인 성향 | 아침 일찍 일어나는 깔끔한 아이 | 비소 체질에게 나쁜 환경과 좋은 환경

질산은 체질 (Argentum nitricum) — 163

내면에서 충동적이고 혼란스럽게 끓어오르는 생각들, 예기불안들 | 일어나지 않은 일을 미리 걱정하는 아이 | 질산은 체질에게 나쁜 환경과 좋은 환경

뱀 체질 (Lachesis) — 173

질투심과 소유욕이 강한 아이 | 나이에 비해 지혜롭고 현명한 아이 | 반항적이고 파괴적인 에너지를 잘 다스려야 | 목 염증이나 감염에 효과적인 치료제

충동 체질 (Medorrhinum) — 183

"나는 언젠가 정신이상자가 될지도 몰라" | 너그러운 충동 발휘할 수 있게 방향을 잘 잡아줘야 | 충동 체질에게 나쁜 환경과 좋은 환경

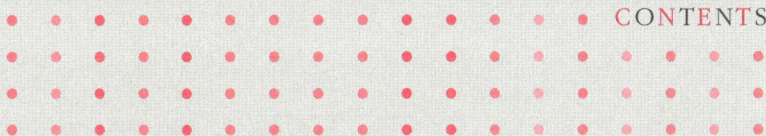

석송 체질 (Lycopodium) — 191

지적인 자존심과 균형잡힌 자신감 | 미안! 미안! 말했잖아, '미안하다' 고 | 거만한 권력자 스타일 | 석송 체질 치료제가 잘 듣는 신체 증상

대리석 체질 (Causticum) — 201

사교적이며 유쾌한 인생관 | 자기 주장이 강한 상냥한 아이 | 정의감과 완벽성, 대리석 체질의 또 다른 이름 | 대리석 체질 치료제가 잘 듣는 신체 증상

측백나무 체질 (Thuja) — 211

환경의 변화를 극심히 싫어하고 무서워하는 체질 | 사회성이 부족하고 자신만의 환상 속에서 사는 아이 | 동물들과도 얘기하고 전생도 기억한다 | 자폐성향과 이중성, ADHD | 다양한 예방접종의 부작용, 그중 특히 자폐와 ADHD | 유리, 유황, 굴, 소금 체질 치료제도 예방접종의 부작용을 해결하는데 효과적 | 측백나무 체질 치료제가 잘 듣는 신체 증상

독풀 체질 (Stramonium) — 227

고통에 둔감, 아픈 것은 마음이다 | 저리가! 혼자 있게 내버려둬! | 학습 및 행동 장애 등의 뇌장애 치료에 유명한 독풀 체질 치료제

유리 체질 (Silica) — 235

유약하게 보이지만 원하는 것을 반드시 얻어내 | 꼼꼼하지만 자신감이 부족하여 나서기 싫어하는 아이 | 피부염, 중이염이 흔하고, 발에 땀이 심하게 나는 것이 특징 | 이기적으로 보이는 건 내성적인 성격 탓

CONTENTS

바륨 체질 (Baryta carbonica) — 247
겁많은 달팽이처럼 | 나만의 방식으로 세상을 봅니다

마전자 체질 (Nux vomica) — 255
반장이나 경영자 스타일 | 과도하게 흥분하는 자존심 센 아이 | 자존심 강한 엘리트 집단 | 마전자 체질 치료제가 잘 듣는 신체 증상

이구나티우스 콩 체질 (Ignatia) — 265
체질과 상관없이 감정을 다스려주는 치료제 | 동생이 생긴 거 정말 싫어요! | 여러 체질들의 히스테리 및 건강치 못한 여러 감정 증상을 치료하는데 처방

암 체질 (Carcinosin) — 275
암의 가족력과 스트레스가 잘 쌓이는 강박적인 내인성 체질 | 인생이 너무 심각한 진지한 아이 | 암 체질을 암시하는 신체적 증상 및 특징

에필로그_ 최재성(나사렛국제병원 통합기능의학 연구소 원장) — 281
참고문헌 — 288

프롤로그

최근 한 여중생이 진료를 위해 부모와 함께 나사렛국제병원에 내원했다. 반의 '짱'과 싸운 후부터 친구들이 자신을 상대하지 않으려 한다고 했다. 단짝이었던 친구마저 짱이 무서워서 자신을 피하자, 우울해진 이 여학생은 학교 가기 싫은 나머지 전학을 보내주지 않으면 죽어버리겠다고 부모에게 협박까지 했다. 그러나 부모는 이사할 상황이 못 되었고, 부모와 아이는 거의 소통이 되지 않은 상태에서 내원한 것이었다.

상담을 해본 결과, 이 여학생은 소금 체질이었다(87~102쪽 참고). 소금 체질은 세상을 바르게 인도해야 한다는 사명감이 투철하다. 부모에게 아이의 특성과 체질을 이해해야 한다고 설명한 후, 여학생에게 소금 체질 치료제를 2주 투여했다. 어느 정도 반응이 있었다. 4주쯤 되었을 때 여학생은 많이 회복되어 학교생활에 적응할 수 있게 되었고, 그후 모녀의 소통도 많이 좋아졌다.

책상 앞에 오래 앉아 있는 것이 불가능하고 공부에 집중하지 못하는 한 고1 남학생은 뉴로피드백 훈련을 통한 집중력 향상을 위해 내원했다. 학생의 체질을 보니 결핵 체질이었다(137~143쪽 참고). 결핵 체질은 그 특성상 장기간 앉아 있는 것이 쉽지 않으므로, 억지로 책상 앞에 앉아 있으려고 하다가는 오히려 부작용만 커진다. 결핵 체질은 예체능 쪽으로 진로를 잡아서 책상 공부보다는 야외 수업 쪽으로 전환하는 것이 더 능률적이라는 것을 부모에게 권했다. 그 결과, 부모가 아이의 체질을 이해하고 아이와 많은 소통을 할 수 있게 되었다.

가끔씩 무릎 통증이 있고 우울하며, 학교 가는 게 싫다는 고2 남학생도 상담을 위해 부모와 방문했다. 무릎 방사선 사진을 보니 특별히 병적인 문제는 없었다. 학교생활의 지겨움을 덜어주는 굴 체질 치료제와 인 체질 치료제를 결합한 체질 치료제(Calcarea phosphorica, 이 책에는 언급되지 않았으나 성장하는 학생들에게 중요한 체질 치료제)를 처방해주었다. 2주 후, 학생의 어머니가 재방문해서 농담삼아 말했다. "그 치료제가 마약인가요? 우리 아이 무릎 통증이 사라졌을 뿐 아니라 우울증도 없어져 학교를 잘 다니고 있어요."

필자가 회장으로 있는 한국임상호메오퍼시의사회에 소속된 한 개원의에게 얼마 전, 동종요법으로 백신 해독 치료를 하기 위해 자폐아가 방문했다. 체질을 보니 결핵 체질로 사료되어 먼저 결핵 체질 치료제를 투여했다. 그 결과, 부모가 항상 같이 있어야 학교생활이 가능했던 학생이 6개월만에 부모의 도움 없이도 혼자 학교생활을 할 수 있게 되어 어머니는 물론, 의사도 신기한 효과에 놀란 일이 있었다. 본문에서도 결핵 체질과 ADHD와의 연관성을 언급했지만, 앞으로 계속적으로 자폐 원인 물질인 백신 등의 여러 요인을 동종요법 에너지로 해독 치료하면 완치 가능성도 보인다.

최근 연구보고서에 따르면, 국내 아동 38명 중 1명은 자폐증 성향을 갖고 있는 것으로 나타났다. 이 아이들 중 3분의 2가 일반학교에 다니고 있다고 한다. 지능지수가 120 이상인 아이들 중에서도 상당수가 진단을 받았다. 즉, IQ는 정상수준이나 사회적응력이 현저히 떨어지는 아스퍼거스 증후군(자폐증의 가벼운 타입)이 상당히 많다는 것이다. 생각했던 것보다 우리 사회에 자폐증이 만연해 있다는 사실을 보여주는 결과라고 할 수 있다. 한국 부모들 중 상당수가 자폐증 증상을 인지하지 못하고 있다. 장애학생은 곧 '왕따'로 이어진다는 점도 문제의 심각성을 더하고 있다.

2003년 텍사스 자폐증학회에서 네덜란드 의사인 티누스 박사가 동종요법으로 백신 및 여러 약물, 중금속들을 해독하여 300여 명의 자폐증 아이들을 치료해서 좋은 성과를 거둔 기록을 공개, 세계적으로 큰 호평을 받았다. 필자는 티누스 박사의 방법으로 자폐증을 치료하고 있다. 폭력성이 있는 한 자폐아가 유순하게 하는 정신과 약을 복용하고 약의 부작용에 시달려 흥분해서 잠도 못자고 부모도 같이 밤을 새는 일로 모자가 아주 힘들어했다. 이 아이에게 마전자 체질 치료제를 주니 정신과 약의 부작용이 해독되어 아이가 유순해지고 잠도 잘 잔다고 부모가 기뻐한 일도 있다. 자폐증으로 어려움을 겪고 있는 아이들에게 복음이 아닐 수 없다.

자폐아의 경우 자폐 원인 물질 해독 치료 중에 심한 명현반응(약물 투입 후 몸이 좋아지면서 일어나는 일시적인 호전반응)으로 고생하기도 한다. 그러나 명현반응 후 확실히 조금씩 좋아지므로 자폐아의 부모들은 어렵지만 희망적으로 치료에 임하고 있다. ADHD나 자폐증을 포함한 난치성 소아청소년 질환은 어떤 원인에 의해 자체적인 체질 에너지의 흐름이 심하게 손상된 것이다. 그래서 이 체질 에너지 흐름을 방해하는 원인 물질을 동종요법 에너지 치료로 해독하여 체질 에너지 흐름을 원활하게 하거나 체질을 강화해서 자체적으로 에너지 흐름을 정상화시켜야 자폐증이나 ADHD가 치료되므로 두 종류의 치료는 병행되어야 효과적이다.

모든 동종요법 치료가 효과적이라는 것은 아니다. 동종요법과 현대의학은 상호보완적이다. 현대의학의 난치병이 동종요법으로 쉽게 치료되기도 하지만 동종요법으로 치료되지 않는 것이 현대의학으로 쉽게 치료되기도 한다. 자폐증이 치료가 되지 않는 주요인은 체질을 손상시킨 원인 물질을 찾아내지 못한 경우다. 부모가 임신했을 때부터 아이가 어릴 때 사용한 약, 백신, 접촉한 환경물질, 중금속 등 모든 것을 일일이 기억할 수는 없다. 치료 효과가 적은 아이들 중에는 몇 가지 체질이 섞여 있는 경우도 있는데 이때는 한 가지씩 몇 가지의 체질 치료제를 차례대로 사용해 보기도 한다. 단 체질 치료제는 파동에너지 치료이므로 한 번에 한 가지 체질 치료제만 사용하는 것이 효과적이다. 하루 이상의 시차를 두고 한 가지씩 사용하라는 것이다. 여러 종류의 체질 치료제를 동시에 같이 쓰면 효과가 떨어지기 때문이다(하지만, 굴 체질 치료제와 인 체질 치료제를 결합한 체질 치료제처럼 몇몇 예외는 있다).

하나님이 인간을 창조할 때 여러 유형의 사람들을 창조하셨을 것이다.

어떤 체질은 공부를 잘할 수 있고, 어떤 체질은 운동을 잘할 수 있으며, 또 어떤 체질은 예술을 잘할 수도, 장사나 사업을 잘할 수도 있는 것이다. 즉 자기 체질에 맞는 삶을 살아야 행복하고 성공적인 인생을 살 수 있다.

부모나 교사들이 자신이 지도하는 아이가 어떤 체질인가를 이 책을 통해 알게 되면 아이를 더 잘 이해하고 더 잘 소통하며, 아이에게 적합한 생활지도, 학습지도, 장래지도를 하게 될 것이다. 체질이 섞여 있는 경우도 많으므로 절대적인 기준은 아니다.

각 체질의 성격, 행동양식, 정신세계를 감안해볼 때 비소 체질이나 소금 체질은 공무원같은 행정관리직·교사가 잘 어울리고, 굴 체질은 다른 사람의 감독을 받으면서 책임의 스트레스를 받지 않고 일할 수 있는 정비직·사무직·비서직이 잘 어울린다. 석송 체질은 외교관·법관·의사, 뱀 체질이나 인 체질은 예술가·광고방송인·연예인이 어울린다(소금 체질, 오징어 체질, 이구나티우스 콩 체질, 유리 체질, 충동 체질도 예술가의 기질이 있다). 흑연 체질은 야외에서 일하며 육체를 쓰는 직업군인·상업·농업인, 유황 체질이나 마전자 체질은 다른 사람을 지배하는 능력 및 지적능력이 뛰어나므로 단체장·회사의 대표이사를 잘할 수 있을 것이다. 대리석 체질은 시민운동가, 오징어 체질은 간호사·물리치료사·의사, 할미꽃 체질은 전업주부나 베이비시터 같은 직업이 어울리며, 결핵 체질은 책상에 앉아서 하는 공부는 적성에 맞지 않아 예체능계 쪽이 어울린다. 안정된 직업에 금방 싫증을 느껴 계속 직업을 바꾸므로 사진작가·오지탐험가·여행가 등도 잘할 수 있다. 유리 체질은 꾸준히 앉아 연구하는 연구원이 체질적으로 잘 어울리고 재미있게 직업을 즐길 수 있다.

이처럼, 아이의 체질과 특성을 빨리 파악해서 아이가 좋아하고 잘할 수 있는 분야를 찾아주고 그 분야에서 최고의 인재로 커 나갈 수 있도록 키운다면 아이도 즐겁고 부모도 보람될 것이다.

동종의학은 약 200년 전 사무엘 하네만 Samuel Hahnemann 에 의해서 당시 의학이 세계적으로 가장 발달된 독일에서 시작되었다. 동종요법은 한의학에서 사용하는 생약의 개념과는 전혀 다른 것으로, 식물이나 광물, 즉 자연의 물질들을 수천만 번 이상 희석하는 특수작업 과정을 통해 얻어지는 파동에너지를 이용하는 것이다. 나노입자만이 남도록 희석을 많이 하는 것이므로 넓은 호수에 자연의 물질 성분 한 방울 떨어뜨린 농도밖에 되지 않음에도 불구하고 그 효과가 아주 놀랄 정도로 신비하다. 자연 물질의 성질과 사람의 체질이 일치하면 그 파동에너지로 치료할 수 있다는 것인데, 사람의 체질 파동과 일치하는 자연물질이 체질 치료제가 된다. 사람의 성격과 일치하는 자연물질의 성질을 짝짓기했다고 이해하면 빠를 것이다. 동종요법은 수백년 역사상 부작용이 전혀 없는 파동에너지 요법으로, 서구 유럽에서는 동양의 한의학 치료처럼 오래전부터 현재까지 많은 인구가 이용하는 안정성이 이미 인증된 치료 방법이다.

동종요법은 세계 여러 나라에서 사용되고 있는데 세계보건기구[WHO]의 통계에 따르면, 전 세계 인구 중 약 5억 명 이상의 환자가 동종요법을 이용하고 있다. 미국은 미국식품의약청[FDA]승인을 계기로 3,000곳 이상의 동종요법 시술병원이 있으며, 독일은 1948년부터 동종요법 치료가 의료보험으로 적용되고 있고, 프랑스에서는 1965년 이후부터 동종요법을 의료보험으로 적용하고 있으며 전체 의료인의 3분의 1 이상이 동종요법 시술을 하고 있다. 엘리자베스 여왕이 단골고객인 영국의 경우, 동종요법이 왕실을 중심으로 발달했으며, 역시 의료보험이 적용되고 있다. 일본의 경우 동종요법이 매우 빠르게 확산되어 일본 의료시장의 11%를 동종요법이 차지하고 있다고 한다. 일본에서 살다 온 환자의 말에 따르면, 일본에서는 환자들이 동종요법 체질 치료를 많이 하고 있으며, 동종요법을 하는 의료기관을 어렵지 않게 찾을 수 있다고 한다. 그에 비해 한국에서는 동종요법을 시행하는 의료기관 찾기가 아주 어려운 실정이다.

유치원생 및 초등학생은 의사와 상담이 잘 안 될 뿐 아니라 자신의 상태를 정확히 서술하는 능력이 떨어지기 때문에 아이를 가장 잘 아는 어머니가 필자의 체질 책을 보면서 체질 공부를 해서 아이의 체질을 찾아내는 것이 정확하고 빠른 방법이다. 필자가 원장으로 있는 나사렛국제병원 통합기능의학 연구소에는 ADHD나 자폐증으로 여러 대학병원을 전전하다 잘 낫지 않아 통합기능의학 치료를 위해 방문하는 부모들이 가끔 있다. 동종요법 해독 치료나 체질 치료제를 처방하면 재방문시에는 증상이 상당히 좋아진 것을 볼 수 있다.

난치 증상을 가진 아이의 부모라면 반드시 이 책을 정독하며 공부해서 아이의 체질을 알아내야 한다. 한 번 읽고 잘 모르겠다면 책을 여러 번 읽으면서 아이가 가지고 있는 육체적·정신적·감정적인 많은 문제들을 이해해야 한다. 그래야 아이와의 소통이 이루어질 뿐 아니라, 체질의 문제된 증상을 가장 경제적으로, 가장 안전하고 효율적으로 치료할 수 있게 된다. 또한 체질을 공부하다보면 부모나 교사 자신의 체질도 이해할 수 있고 치료할 수 있다. 중고등학교 이후에 형성된 체질은 변하지 않고 성인까지 계속 유지된다. 물론 성인의 체질 양상은 살아온 환경에 의해 다소 변형되지만 기본적으로 같다.

이 책을 읽다보면 체질을 비교 설명하는 부분이 자주 나오는데 어느 정도 체질에 대해 감을 가지고 있어야 빨리 이해할 수 있다. 동종요법 번역서 최초로 체질 이름을 어려운 영어에서 알기 쉬운 한글로 바꾸어 놓았고, 빠르고 편한 이해를 위해 체질을 요약해 놓았으므로 그것을 먼저 읽고 본문을 보면 이해가 빠를 것이다. 그렇더라도 책을 수차례 정독해서 아이의 체질을 자세히 이해하면 내 아이를 최고로 키우기 원하는 부모님과 문제 아이들을 지도하는 교사들에게 많은 도움이 될 것으로 생각한다.

책을 번역 발간함에 있어 ISY International School of Yangon를 졸업한 두 아들, 최훈민과 최정음의 기초번역과 타이핑이 없었다면 바쁜 의사생활을 하면서 책을 발간하는 것은 거의 불가능했다. 한국임상호메오퍼시의사회의 교장으로 책의 편집과 구성에 조언을 해준 김정곤 원장께도 감사드린다.

끝으로, 전 미국 뉴욕 주립 정신병원 재활상담사로 근무하셨으며 미국 워싱턴주 타코마 박의료원 원장으로 오랫동안 재직하셨고 현재 마석의 안식일교회 재단인 에덴요양병원 원장으로 재직중이신 박종기 원장께 감사를 드린다. 박종기 원장께서 정신분석학적인 어려운 용어에 대해 자문해 주시지 않았다면 정말 내용이 어려운 이 책의 번역은 불가능했을 것이다.

최재성
(나사렛국제병원 통합기능의학 연구소 원장)

체질 요약

굴 체질 (Calcarea carbonica)

깊은 바닷속 생물인 굴은 활동적이지 못하고 수중의 바위에 붙어 생활하며, 부드러운 몸체가 껍데기 속에 숨어 있다. 굴 껍데기를 보호막으로 활용하여 생존하는 예민하고 연약한 모습이다. 굴 체질은 굴처럼 비활동적이고 내성적이며, 겁이 많고 통통한 체격을 갖고 있다. 굴 껍데기처럼 자신을 보호해주고 안전하게 해줄 수 있는 후견인이 있어야 잘 발육할 수 있다.

굴 체질 치료제는 심해의 굴 껍데기에서 얻은 파동에너지를 이용해서 만든다.

- **벨라돈나 치료제 (Belladonna)** : 체질 치료제는 아니다. 벨라돈나 치료제는 아이들이 고열 감기 등
- 급성 염증질환으로 예민하고 짜증을 낼 때 잘 사용한다.
- 벨라돈나 치료제는 가지과 식물의 파동에너지를 이용해서 만든다.

유황 체질 (Sulphur)

유황은 그 성질이 매우 뜨겁고 맛이 시고 독성이 강하나 몸 안의 냉기를 몰아내어 뱃속의 오래된 덩어리와 나쁜 기운을 다스리고 근골을 굳세고 강하게 한다. 유황 체질은 유황처럼 열이 많고 활동적일 뿐 아니라 지능이 높고 통솔력이 뛰어나다. 음식도 열과 관련되어서 자극적인 것을 좋아한다. 다혈질이므로 학교생활에서 문제를 잘 일으킨다.

유황 체질 치료제는 순수 유황의 파동에너지를 이용해서 만든다.

흑연 체질 (Graphites)

흑연은 열에 대한 저항성이 크고 열팽창 계수는 매우 작으며, 열 전도도 및 전기 전도도가 우수하다. 흑연 체질은 수수하고 평범한 흑연의 모습처럼 서민적인 타입으로, 어떠한 상황도 재미있게 만들며 살 수 있다. 뚱뚱한 체격으로, 자신이 공부를 잘하기는 힘들다는 것을 알고 있기 때문에 타고난 유머 감각을 통해서 세상을 살아간다.

흑연 체질 치료제는 흑연의 파동에너지를 이용해서 만든다.

소금 체질 (Natrum muriaticum)

소금은 부패를 방지하고 모든 세포에 중요한 전해질의 구성요소다. 썩어 있고 죄가 많은 이 세상과 잘 어울리지 못하고 비사교적인 소금 체질은 내성적이며 소금처럼 짠 자존심을 갖고 있다. 세상을 바르게 인도하고 썩지 않게 계도하려는 사명을 가졌으며, 이 세상의 바른 소금이 되지 못한 죄책감이 있다.

소금 체질 치료제는 천일염의 파동에너지를 이용해서 만든다.

오징어 체질 (Sepia)

오징어는 자기보다 강한 외부의 적으로부터 공격받았을 때 먹물을 내뿜고 도망친다. 스트레스에 약하고 성질이 까칠한 오징어는 수조차에 싣고 이동하는 동안에 많이 죽는다. 이를 방지하기 위해서 수조에 갈치를 넣으면 공포 속에서 갈치를 피하려고 활발히 움직여 운동하므로 오히려 오징어의 생존율이 높아진다. 오징어 체질은 자신만의 시간과 생활 공간이 필요하고, 그렇지 못할 경우 스트레스를 심하게 받는다. 지능이 좋고 자신감이 넘치며, 어떤 일이라도 하는 것이 집에서 가만히 있는 것보다 좋다. 운동을 해야 몸의 상태가 좋아지고, 자존심을 상하게 하는 상대에게는 오징어처럼 먹물로 톡쏘는 성질이 있다.

오징어 체질 치료제는 오징어 먹물의 파동에너지를 이용해서 만든다.

인 체질 (Phosphorus)

성냥의 원료인 인은 금성처럼 '빛을 가져오는 것'이라는 어원을 갖고 있다. 인은 세상에 빛과 색을 따뜻하게 전달하는 신비스러운 원소이자, 화학적으로도 매우 흥미로운 특성을 보이는 원소다. 인 체질은 모든 사람과 잘 소통하는 연예인 같은 체질로, '성냥 체질' '탤런트 체질' 이라고도 부를 수 있다. 인생에서 빛나고 환한 일만 찾으며, 너무 빛에 노출돼 정신이 불안정하고 주위의 영향을 잘 받으므로 두려움도 많다. 약간 영적인 능력도 있다.

인 체질 치료제는 인의 파동에너지를 이용해서 만든다.

할미꽃 체질 (Pulsatilla)

할미꽃은 꽃대가 굽어 꽃이 땅을 향하고 있다. 꽃의 모양을 보면 포근함을 느낄 수 있고 허리가 굽은 것을 보아 순종적인 모습이다. 할미꽃은 인 성분이 풍부한 토양에서 잘 자란다. 할미꽃에 풍부한 인은 사람친화적인 성향을 갖고 있다. 할미꽃 체질은 사람친화적인 모습의 극단적인 인 체질이다. 주위 사람들을 포근하게 해주지만 자아가 약해 결정을 잘 못하고 감정이 여리고 기분이 쉽게 변하여 잘 우는 경향이 있다. 아이 때는 엄마를 졸졸 따라다니며, 성인이 되어서도 잘 운다. 주로 여자에게 많으며, 여성병에도 잘 걸린다.

할미꽃 체질 치료제는 할미꽃 잎의 파동에너지를 이용해서 만든다.

결핵 체질 (Tuberculinum)

한방에도 있는 체질이다. 늑골이 예각을 이룰 정도로 가슴이 좁고 목이 길면서 손가락도 가늘고 길며 말랐다. 눈 주위에 다크서클이 심하기도 하다. 이런 사람을 체내의 음이 부족한 '음허 체질'이라 하는데, 오히려 양의 성질이 강하게 나타나 생리적 기능이 이상 항진한다. 결핵 체질은 폐가 약해 가슴이 답답하고 감정 격변이 심하며 충동적이다. 앉아서 어떤 일을 꾸준히 하지 못하고 금방 싫증을 낸다. 공부를 시키면 힘들어하고 예체능 활동을 시키는 것이 좋다. ADHD 체질이라고도 한다. 결핵 체질 치료제를 복용하면 체질의 단점을 보완할 수 있고 폐가 좋아져 심신의 여러 기능이 좋아진다.

결핵 체질 치료제는 사멸한 결핵균의 파동에너지를 이용해서 만든다.

- **카모밀라 치료제 (Chamomilla)** : 체질 치료제는 아니다. 찻집에서 카모밀라 차를 마시면 마음이 편안해지는 것처럼 아이의 괴팍스러운 성질을 치료하는 데 쓰인다.
- 카모밀라 치료제는 카모마일 식물의 파동에너지를 이용해서 만든다.

비소 체질 (Arsenicum album)

비소는 신경세포를 손상시키고 위와 피부에 해를 입힌다. 비소는 독성이 매우 강하지만 적은 용량의 비소는 오래전부터 암 등의 질병 치료제로 널리 사용되었으며, 최근에는 급성 골수성 백혈병 치료제로 허가되었다. 비소 체질은 능력은 있으나 비소처럼 음산한 분위기를 풍기며, 우울하고 걱정근심이 많다. 특히 건강과 재정에 걱정이 많다. 야심이 있으므로 원하는 높은 목표에 빨리 도달하기 위해 무리하게 신경에너지를 동원해 능력 이상으로 노력하므로 스트레스성 질병을 동반하기도 한다. 세상일이 원칙적으로 공식처럼 분명해야 한다. 돈도 잘 쓰지 않으며 공부에 매진하는 스타일이다.

비소 체질 치료제는 비소의 파동에너지를 이용해서 만든다.

질산은 체질 (Argentum nitricum)

질산은은 구리나 은을 녹이는 성질이 있으며, 다이너마이트 등 폭발물의 재료로 쓰인다. 은은 금속 중에서 열과 전기에 대한 전도성이 최대이며, 항균성도 뛰어나다. 질산은 체질은 모든 문제를 빨리 그리고 미리 생각하는 경향이 있으며, 충동적이고 심하게 빤짝거리는 예기불안이 모든 생활에서 문제다. 예를 들어 작은 시험은 괜찮은데 큰 시험에선 머리가 백짓장처럼 하얘지는 등 큰일에 잘 적응하지 못하는 체질이다.

질산은 체질 치료제는 질산은의 파동에너지를 이용해서 만든다.

뱀 체질 (Lachesis)

자존심이 강하고 기가 강하며, 무슨 일이든 리드하려는 경향이 있다. 질투심도 많고 자기과시욕이 강하며 추진력이 세다. 지혜롭고 영리하며 신중한 뱀띠의 성질과도 비슷하다. 방송인, 광고인 등이 많다. 뱀독의 파동에너지만을 채취해서 만든 치료제로, 중풍 치료에도 유용하다.

뱀 체질 치료제는 뱀독의 파동에너지를 이용해서 만든다.

충동 체질 (Medorrhinum)

충동 체질은 임균 체질, 또는 습지 체질이라고도 하는데, 천성적으로 산소를 싫어하고 습한 것을 좋아하는 임질균은 공기가 잘 드나들지 못하는 곳에서 잘 자라므로, 산소가 풍부한 공기중에 노출되어 건조되는 경우에는 곧 죽어버리는 성질이 있다. 균의 성질이 급하고 충동적이다. 충동 체질은 고에너지 체질로, 급하고 충동적이므로 방향을 잘 이끌어줘야 한다. 책략을 꾸미고 비밀스러우며, 항상 혼돈을 야기하고 그것을 즐긴다. 마치 모든 것을 경험하려는 듯 금지된 것들조차 사랑하게 된다. 극단주의자라고도 할 수 있다. 성인이 되면 애정행각에까지 그런 면을 보이기도 한다.

충동 체질 치료제는 사멸한 임질균의 파동에너지를 이용해서 만든다.

석송 체질 (Lycopodium)

수천 년 전 석송은 키가 40m인 식물이었지만 이제는 높은 산 숲 속에서 겨우 30cm 정도 자란다. 석송 체질은 자신이 작고 약하기 때문에 옛날의 석송처럼 다시 커지기를 종종 원한다. 권력형 체질로, 열등감을 극복하고 자신의 좋은 미래를 위해 노력하여 전문가가 된다. 자존심이 강하고 항상 높은 권력을 추구하며 상대방을 정치적으로 대한다. 머리가 좋지만 정의에는 관심이 없다.

석송 체질 치료제는 석송나무의 파동에너지를 이용해서 만든다.

대리석 체질 (Causticum)

대리석은 열과 긁힘에 잘 견디는 강한 특성이 있다. 대리석 체질은 사회형 체질로, 대리석의 반듯하고 강한 외모 같이 외부에 영향을 받지 않고 변함없이 다른 사람을 사랑하며 봉사하고 정의가 진보하는 것에 가치를 둔다. 사회사업가, 시민운동가, 노동운동가, 동물애호가들이 많이 갖고 있는 체질이다.

대리석 체질 치료제는 대리석 석회의 파동에너지를 이용해서 만든다.

측백나무 체질 (Thuja)

측백나무는 공원의 경계나 주택의 담 역할로 많이 이용되며, 안과 밖을 나누는 경계의 구실을 한다. 측백나무가 두 지역을 나누는 것처럼 측백나무 체질도 자신의 몸과 마음이 나눠져 있는 것처럼 종종 느끼므로 혼란스럽고 괴롭다. 이 세상에서 사는 것이 낯선 느낌이다. 자폐아를 생각하면서 글을 읽으면 쉽게 이해할 수 있다. 측백나무 체질 치료제는 자폐증이나 ADHD의 일반 치료제 중 하나다.

측백나무 체질 치료제는 측백나무의 파동에너지를 이용해서 만든다.

독풀 체질 (Stramonium)

흰독말풀은 독성이 아주 강하며, 중독시에는 환각작용과 경련이 생기고 혈압이 떨어진다. 진통과 마취작용이 있다. 이 식물에서 나오는 즙은 독이 있으며 매우 불쾌한 냄새가 난다. 독풀 체질은 독풀에 취한 것 같이 생활에 조화를 이루지 못하는 성향 외에도 모든 신경계가 원기가 없다. 화나면 자해를 하고 자신은 통증을 못 느낀다. 어두운 것을 싫어하며, 자신의 불안함과 아픈 마음을 폭력을 통해 표출한다.

독풀 체질 치료제는 흰독말풀의 파동에너지를 이용해서 만든다.

유리 체질 (Silica)

모든 것이 훤히 들여다보이는 유리는 깨지기 쉽고 약해 보이지만 실제로는 탄성이 있고 유연하며 매우 강하다. 유리 체질은 유리의 투명성처럼 부끄러움과 낯선 사람에 대한 두려움이 있다. 자신감이 별로 없으므로 적대적이고 어려운 상황에서 싸우기보다는 물러나려는 경향이 있다. 주로 연구원 스타일이다.

유리 체질 치료제는 유리 원료인 규소의 파동에너지를 이용해서 만든다.

바륨 체질 (Baryta carbonica)

바륨은 무르며 공기중에서 쉽게 산화된다. 바륨 체질은 바륨의 성질처럼 선천적으로 신체적·정신적·감정적으로 성숙이 잘 안 된 상태다. 우스갯소리를 잘한다. 바륨 체질 치료제는 뇌암에 많이 사용된다.

바륨 체질 치료제는 탄산바륨의 파동에너지를 이용해서 만든다.

마전자 체질 (Nux vomica)

마전자는 한방에서 많이 쓰는 강독으로, 인류에게 알려진 최고로 유독한 독 중 하나다. 이 독에 노출되면 신경이 과잉 자극되어 마비증상이 온 후 심한 경련이 일어나고 결국 죽게 된다. 하지만 치사량이 아니면 신체적·정신적으로 능률이 오른다. 마전자 체질은 마전자 독에 의해 신경이 자극된 것 같이 야망을 완벽하게 이루기 위해 항상 일이나 공부에 온 신경을 집중해서 완벽을 추구하다보니 인내심이 약한 신경이 지쳐 짜증을 잘 내고 흥분을 잘 하며 폭력을 행사하기도 한다. CEO 체질이며, 화나면 재떨이를 던지는 스타일이기도 하다.

마전자 체질 치료제는 마전자의 파동에너지를 이용해서 만든다.

이구나티우스 콩 체질 (Ignatia)

콩은 피로 회복을 돕고 혈관을 튼튼하게 유지시키며, 치매를 방지하고 머리를 좋게 한다. 이는 레시틴이 뇌세포의 활동에 관여하는 '아세틸콜린' 이라는 신경 전달 물질의 원료가 되기 때문이다. 즉 신경이 날카롭거나 스트레스를 많이 받앉을 때 콩으로 만든 음식을 섭취하면 마음을 가라앉히는 효과가 있다.

이구나티우스 콩 체질은 감정적으로 예민해서 슬픔과 상실에 심하게 반응하는 체질이라고 할 수 있다. 키우던 반려동물이 죽었을 때 몇날며칠 우는 아이는 이 체질이다. 쉽게 잘 울며 식욕을 완전히 잃을 수 있고, 감정기복이 심하며 한숨을 자주 쉰다. 몸의 일부분이 먹먹하거나 근육경련이 나는 경우 콩 체질 치료제가 효과가 있다.

이구나티우스 콩 체질 치료제는 이구나티우스 콩의 파동에너지를 이용해서 만든다.

암 체질 (Carcinosin)

암 체질은 심리적으로 너무 마음이 착하고 여리며, 스트레스를 안으로 삭이는 사람들이다. 자신의 의지와 상관없이 아무리 싫어도 모든 일을 주위에서 하라는 대로 하면서 스트레스가 쌓이는 내인성 체질로서 교감신경의 긴장이 계속되어 암을 발생시킨다. 암 체질 치료제로 암 체질의 여러 가지 문제증상을 개선하기도 하지만 암을 예방하고 치료하기도 한다.

암 체질 치료제는 암조직 세포의 파동에너지를 이용해서 만든다.

굴
체질
Calcarea carbonica

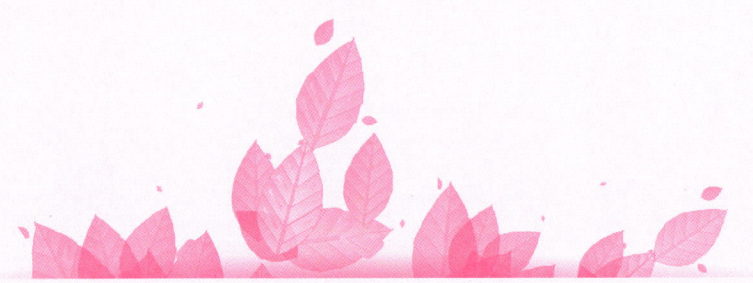

깊은 바닷속 생물인 굴은 활동적이지 못하고 수중의 바위에 붙어 생활하며, 부드러운 몸체가 껍데기 속에 숨어 있다. 굴 껍데기를 보호막으로 활용하여 생존하는 예민하고 연약한 모습이다. 굴 체질은 굴처럼 비활동적이고 내성적이며, 겁이 많고 통통한 체격을 갖고 있다. 굴 껍데기처럼 자신을 보호해주고 안전하게 해줄 수 있는 후견인이 있어야 잘 발육할 수 있다.

굴 체질 치료제는 심해의 굴 껍데기에서 얻은 파동에너지를 이용해서 만든다.

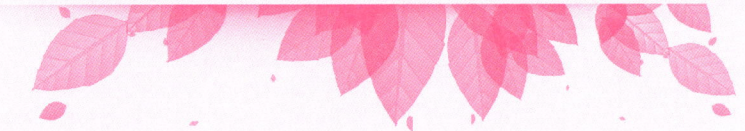

보호막이 필요한
연약한 존재

굴 체질은 영유아에게서 흔히 보이는 체질이다. 급속도로 성장하는 유아기 시절 대부분의 아이들이 굴 체질로서 지내다가 (환경, 유전 또는 우연한 상황들로 인해) 다른 체질 유형으로 발전해 나가게 된다. 굴 체질 치료제는 칼슘과 다른 영양소들의 흡수에 큰 도움을 주기 때문에 아이들의 신경, 분비선, 피부, 치아 및 뼈가 건강하게 발달할 수 있도록 촉진시켜 준다.

전형적인 굴 체질 아이의 외형은 부드럽고 포동포동한 느낌이며 상대적으로 머리부위가 큰데, 머리에서 땀을 많이 흘려 (특히 밤에 잠들었을 때), 종종 시큼한 냄새나 치즈 냄새가 난다. 걷기 시작할 무렵에는 볼록하니 배도 나오고 통통하지만 보이는 것만큼 튼튼하지 않고, 전반적으로 느린 편이다. 이는 머리가 단단해지는 시기가 늦어진다거나 유아지방관(유아의 머리 정수리 부분이 건조하고 누렇게 되는 피부질환—역주)이 지속되고, 치아가 늦게 나거나 걷기 등 운동기능의 발달 지연과 같은 증상으로 나타난다. 또한 신진대사가 느리고 혈액순환이 원활하지 못한 경우가 많아서 옷을 잘 입혔는데도 아이는 추워한다.

굴 체질 아이는 운동감각과 지구력이 떨어진다. 조금만 노력해도 피곤해하고, 자동차나 비행기 등 빠르게 움직이는 탈것에 앉아 있는 것은 엄청난 육체적 노력을 요구하는 일이다. 이때 힘겨워하면서 멀미를 호소하기도 한다. 뿐만 아니라 가끔은 말문이 늦게 트이기도 한다. 이는 지식이 부족해서가 아니라 단어들은 머릿속에 다 들어 있지만 나올 때를 기다리는 것 뿐이다. 단지 아이가 빨리 말을 시작하기를 거부하는 것이다. 제대로 표현을 하지 못하던 아이가 어느 날 갑자기 어른스럽고 정확한 말투로 이야기를 해서 부모를 놀라게 하기도 한다.

아직 말문이 완전히 트이지 않은 두 살짜리 여자아이의 예를 들어볼까 한다. 어느 날, 쉬고 있는 엄마의 관심을 끌고 싶었던 아기는 엄마가 누워 있는 침대에 머리를 대고 부드럽게 "엄마~" 하고 속삭였다. 엄마가 대답이 없자 아기가 목소리 톤을 바꾸어 (여전히 속삭이는 목소리로) 조금은 고압적인 음색으로 "엄마!" 하고 불렀다. 그래도 엄마가 대답이 없자 이번에는 더 격식 있는 표현인 "어머니"를 시도해보는 것이었다. 엄마는 아기가 포기하고 가만히 있기를 기대하며 계속 자는 척 했지만, 아기는 가지 않고 조용히 서 있었다.

그러더니 "베키(엄마 레베카의 애칭)"라고 불렀다. 엄마가 여전히 침묵하자 "레베카"라고 부르더니 그래도 엄마가 눈을 뜨지 않자 아기는 "세뇨라!"를 외쳤다. 이 호칭은 집에서 일하는 스페인계 도우미 아줌마가 엄마를 부를 때 사용하는 '부인'이라는 말이었다. 또다시 아무런 대답이 돌아오지 않자 아기는 마지막으로 "앙~! 제발요!" 하며 절망적인 목소리로 엄마를 불렀고, 엄마는 완패를 인정하며 일어나야만 했다.

이렇듯, 잘 표현을 하지 않던 굴 체질 아이가 어느 날 갑자기 창의적이고 독특한 방법으로 문제를 해결하는 경우를 종종 보게 된다. 어떤 이들

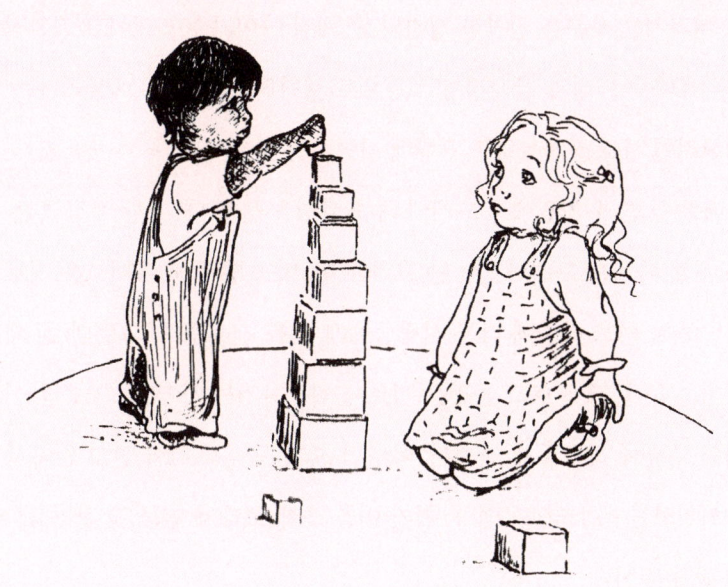

'관찰자' 성향을 띠는 굴 체질 아이는 운동감각과 지구력이 떨어진다. 조금만 노력해도 피곤해하고, 있던 자리에 가만히 머물러 있는 것에 만족한다. 자기 손가락이나 발가락을 호기심 가득한 눈으로 살펴보거나, 장난감을 가지고 모든 각도에서 바라보며 연구라도 하듯 이리저리 돌려보며 조용히 논다.

은 이런 타입의 아이를 묘사할 때 아주 똑똑한 건 아니라고 표현한다. 확실히 느린 구석이 좀 있고 그리 명석한 편은 아니라고 할 수 있다. 느리다고 여겨지는 부분은 침착한 성격의 굴 체질 아이가 논리적이고 직선적인 차원보다는 느낌과 감성적인 차원으로 생각하는, 조금은 에둘러가는 비직선적인 사고를 선호하는 경향에 기인하는 경우가 많다.

예를 들면, 유치원에서 고래에 대한 설명을 들을 때, 유황 체질 혹은 비소 체질 아이는 고래의 엄청난 크기와 힘, 먹는 양 등의 흥미로운 정보에 집중하여 듣고 나중에 다른 사람들에게 이를 전해준다. 그런데 굴 체질 아이는 눈을 크게 뜨고 들리는 정보에 집중하기는 하지만, 그날 밤 어머니의 무릎에 동그랗게 안겨서, 아니면 혼자 무릎을 감싸 안고 앉아서는 두려워하는 목소리로 "엄마, 저기 어둠 속에 고래가 있는 것 같아요!" 라고 말할 것이다.

비슷한 예로, 굴 체질 아이에게 "꼬마야, 너네 집이 어디니?" 라고 물어보면, "저기 큰 길을 따라 쭉 계속 걷다 보면 길 끝에 예쁜 집이 나와요. 우리 집 베란다에는 카나리아가 사는데 하루 종일 노래를 불러요. 행복해서 그렇게 지저귀는 거예요" 라는 에둘러가는 비직선적인 대답이 돌아올 가능성이 높다.

굴 체질 아이들은 차분하며 공격적이지 않고, 지나친 요구를 하지 않는 특징이 있다. 굴 체질의 유아는 있던 자리에 가만히 머물러 있는 것에 만족하며, 자기 손가락이나 발가락을 호기심 가득한 눈으로 살펴보거나 장난감을 가지고 모든 각도에서 바라보며 연구라도 하듯 이리저리 돌려보며 조용히 논다. 또는 조용히 사람이나 사물을 뚫어지게 응시하거나, 아니면 그저 차분히 주위를 둘러본다. 걸음마를 막 뗀 아기는 가구나 어른들의 무릎을 하나하나 침착하게 넘어다니며 주위를 탐색한다. 혼자서 걸을 수 있을 정도가 되면 아주 특별한 방식으로 주위 장애물에 대응한다. 어른들의 도움을 요청하기보다는 그 장애물을 넘거나 옮기려고 애쓰며 밀고 끙끙거리고 잡아당기며 힘쓸 것이다.

아이들의 짜증에 아주 효과적인 굴 체질 치료제

불평하거나 우는 대신에 혼자서 어려움을 해결하는 모습은 지켜보는 이들에게도 감동을 준다. 하지만 같은 이유로 이와 같은 독립성 때문에 친근한 면모에도 불구하고 인 체질이나 할미꽃 체질 아이보다는 본질적으로 다루기가 어렵고, 어른의 마음에 들고자 하는 근성도 덜하다. 겉으로 드러나는 모습은 부드러우나 자기 생각이 뚜렷한 것이다. 그러나 이러한 본질적인 조용함, 자족함, 사랑스러움으로 대표되는 굴 체질 아이의 기질에도 그늘진 면이 존재한다. 바로 특별한 이유가 없어 보이는 상황에서 통제불능의 화를 내는 것이다. 하나의 이유가 사라지면 또 다른 이유를 대며 소리를 지르고, 한번 시작되면 조용해지기란 거의 불가능하다.

어린아이의 짜증에 대응하는데 있어 가장 효과적인 것 중 하나가 바로 굴 체질 치료제다. 하지만 앞서 언급한 것처럼, 굴 체질이 일반적으로 침착하고 차분하기 때문에, 종종 굴 체질 아이는 자기 뜻을 이루기 위해 오히려 화를 억누르는 면을 볼 수 있다.

그렇다면, 자신을 둘러싸고 지배하며 자신의 뜻과는 다른 것을 강요하는 더 큰 힘에 대항하기 위해 아이가 선택하는 주된 방어법은 무엇일까?

바로 고집부리기다. 굴 체질 아이가 여러 체질 중에 가장 고집이 센 체질이라고 딱 잘라 말할 수는 없지만 그러한 체질 중 하나라는 것은 확실하다. "싫어! 싫어! 싫어! 안 할 거야! 안 한다고! 절대 안 해!" 라고 아이는 황소고집을 부리며 소리친다. 아니면 조용히 움직이지 않으려고 버티기 때문에 오직 물리적인 힘 외에는 아이의 뜻을 꺾을 수 있는 방법이 없다.

그렇기 때문에 아주 심하게 반발하는 유황 체질이나 제멋대로인 결핵 체질 혹은 고집 센 마전자 체질(이 체질은 사실 완고함에 있어서는 굴 체질 아이와 거의 비슷하다)보다 굴 체질 아이가 더 다루기가 어렵다. 굴 체질 아이가 '고집부리기'를 통해 일단 저항의 효과를 발견하게 되면, 완강하게 이 방법에 매달리게 된다. 유아기에는 이러한 고집이 식사 때 자주 나타난다. 아무리 압력을 가해도 아이가 원하지 않는 음식을 먹게 만들 수는 없다.

입이 짧고
자극적이지 않은 음식을 좋아해

식욕이 변덕스럽기는 하지만 굴 체질 아이는 식욕이 그리 강하지 않고 입이 짧다. 강렬한 맛을 가진 음식이나 일상에서 잘 접하지 못하는 음식 그리고 다양한 종류의 음식들을 즐기는 유황 체질 아이와는 대조적으로, 굴 체질 아이는 입맛이 까다로워서 자극적이지 않고 밋밋한 맛의 음식을 찾는다. 게다가 제대로 먹는 음식은 한두 가지 정도밖에 없을 수도 있다. 어떤 아이는 하루에 핫도그 반 개, 다음 날은 햄버거 반쪽만 먹을 것이고, 또 다른 아이는 치즈 아니면 땅콩 버터를 넣은 샌드위치만 먹을 것이다.

또 다른 예를 들자면, 파스타나 감자만 먹는 아이 혹은 우유만 마시고 다른 음식에는 거의 손도 대지 않는 아이도 있을 것이다. 이렇게 제한된 종류의 음식을 소량만 섭취함에도 불구하고 굴 체질 아이는 통통한 편이며, 일반적으로 나이가 들어감에 따라 음식에 대한 관심이 증가하고 먹는 것을 굉장히 좋아하게 된다. 특히 탄수화물의 비중이 높거나 크림이 많이 든 식품, 그리고 소화를 잘 못시키거나 몸에 잘 안 받는 경우도 있지만 유제품에 대한 선호도가 높으며, 자극적이지 않은 식품을 좋아한다. 간혹 음식을 가리지 않고 잘 먹는 굴 체질 아이도 종종 있다.

학업 스트레스가 몸으로 온다

학교에서 압력을 받게 되면 굴 체질 아이는 소극적으로 반항을 한다. 다른 체질의 아이들이 권위에 대항하는 반면, 굴 체질 아이는 '동작 그만' 이 된다. 그러므로 만약 굴 체질 아이가 학교에서 적응을 잘 못한다면 주위 환경의 압박감이 너무 심하거나 선생님이 지나치게 밀어붙이는 타입이 아닌지 살펴봐야 한다.

한 번은 세 살짜리 굴 체질 아이에게 왜 유치원에서 고집을 부리고 비협조적인 행동을 보였는지에 대해 물었더니 아이는 "선생님 때문이에요. 선생님 때문에 불안해져서 그랬어요"라고 간단하게 대답했다. 실제로 아이의 유치원 선생님은 열정적인 성격에 아이들을 몰아붙이는 유형이었고, 느긋하고 독립적인 이 꼬마 소년과는 맞지 않는 어른이었다.

가끔 아이가 사회적으로는 적응을 잘 하지만 학습에는 전혀 흥미를 보이지 않을 수도 있다. 아이는 자신이 느리다고 놀림을 받을까봐 두려워하고, 쉽게 압도되는 느낌을 받기 때문에 성과를 전혀 낼 수 없다. 아니면 역으로, 반 아이들의 수준에 도달하기 위해 성실하게 애를 쓰지만 성과가 높지 않은 편이다. 아이의 노력이 빛을 발하는 경우는 공부에 과도하게 많은 시간을 할애했을 때로, 아이는 지적 분투로 인해 말 그대로 머리에 열이 오르게 된다.

굴 체질 아이는 학업 스트레스가 육체적 증상으로 드러나는데, 흔한 경우가 바로 학교 가기 직전 또는 학교가 끝날 무렵에 이유 없이 찾아오는 복통이다. 그 어떤 종류의 압력이나 강요든 이에 대한 굴 체질 아이의 또 다른 저항의 모습은 내재된 게으름이다. 예를 들면, 계속해서 재촉을 하지 않으면 숙제를 시작하지 않고, 시작해도 끝까지 마무리하는 지적 끈기가 부족하다. 반면, 한번 재미를 붙이면 본질적으로 게으른 아이라도 중도에 그만두지 않는다. 지적 활동을 할 때 아이는 스스로 조절하기 어려워한다. 초기에는 특유의 고집스런 반항을 하지만, 한번 마음을 뺏기면 절제할 줄 모른다. 또한 반복을 지루해하거나 피곤해하지도 않는다. 흥미가 생기면 같은 과목을 계속해서 반복할 수도 있다. 굴 체질 아이는 매일 밤마다 같은 이야기를 듣거나 읽는 것을 전혀 지루해하지 않고, 엄마가 책을 읽어주며 한 단어라도 원문에서 벗어나면 고쳐주기까지 한다. 뿐만 아니라, 자신만의 방식대로 일을 처리해야 하기 때문에 굴 체질 아이는 자신이 안전하다고 느끼며 성장해나갈 수 있는 조직적인 환경(안정된 가정, 결혼 후에는 재정적으로 안정된 남편)을 요구한다.

"집이 아닌 곳은 무서워요!"
천성이 예민하고 연약

이 유형은 혼자 힘으로 성장하는 타입이 아니며 그보다는 자신의 꾸준한 노력과 자신만의 스타일을 수용하고 받쳐줄 수 있는, 또한 자신의 건강한 성장을 격려하고 촉진시켜줄 수 있는 후원자가 꼭 필요하고, 조직 및 질서 그리고 자유 사이에 미묘하고 섬세한 균형을 필요로 한다. 때때로 아이는 스스로 이러한 조직과 규율의 필요성을 인정하고, 놀랍게도 자신이 스스로에게 조직과 규율을 강요하기도 한다.

굴 체질 아이가 자기자신에게 규율을 강요하는 예를 들어보자.

음식을 잘 먹지 않던 세 살짜리 아이가 어느 날 최소한의 양이라도 먹을 때까지 구석에 가서 서 있으라는 벌을 받았다. 그 이후부터 아이는 음식을 먹기 싫을 때는 언제나 "구석에 가 있을게요"라며 식탁에서 일어나, 스스로 구석으로 가서는 자신이 다시 먹을 준비가 될 때까지 서 있었다.

같은 유형의 한 아홉 살짜리 아이는 잘못을 했는데 벌을 받지 않고 넘어간 경우 부모에게 "방에서 오랫동안 나오지 못하게 하는 벌을 주세요. 빵하고 물만 주고요. 나쁜 짓을 했는데 이렇게 아무 일도 없었다는 듯이 넘어가면 안 돼요"라며 엄숙하게 선언한다.

그보다 조금 더 나이가 많은 굴 체질 유형의 또 다른 소년은 평소 디저트와 사탕을 많이 먹다가 사순절을 맞이하여 그만 먹기로 결정했는데, 이유는 단지 자신이 단 것을 포기할 수 있는지 알고 싶어서였다고 한다. 사순절이 끝나자 아이는 그 훈련이 유익했다며 그 다음 해에도 똑같이 하기로 결정한다. 열네 살짜리 굴 체질 소녀는 영시 짓기 숙제를 하면서 복잡한 운율 구조를 사용하여 시를 썼다. 왜냐하면 운율이 없는 시는 쓰기가 '너무 쉽기' 때문이었다. 이 소녀도 마찬가지로 자신에게 자발적으로 엄격한 규율을 강요하고 있는 것이다.

굴 체질을 가진 아이들은 천성이 예민하고 연약하다. 이는 이 체질의 아이들이 가지고 있는 다양한 종류의 공포와 불안에서 잘 알 수 있다. 어둠을 무서워하고, 혼자 이층에 있는 자기 방에 가기를 두려워한다. 밤에 악몽을 꾸다가 소리를 지르면서 깨기도 하고, 침대 밑에 괴물이 있다고 상상하고 어둠 속에서 끔찍한 표정의 얼굴이나 무서운 동물이 보인다며 두려워한다. 가끔 이 유형의 아이는 아주 특정한 대상에 대해 공포증을 보이기도 한다. 어떤 아이는 거미를 무서워하고, 또 다른 아이는 개미를 무서워한다. 애벌레를 무서워하는 아이나 쥐를 무서워하는 아이도 있다. 이러한 두려움은 곤충이나 설치류, 파충류와 같이 하나의 종에 속하는 모든 생물에 대한 것이 아니라(이러한 일반적인 두려움도 있을 수 있지만), 하나의 특정 생물에 대한 비이성적인 두려움인 것으로 보인다.

덩치가 큰 개를 향해 겁 없이 다가가거나 동물원에서 코끼리를 쓰다듬으려 팔을 뻗는다거나, 뱀이나 쥐를 보고서도 태연하던 굴 체질 아이가 아무런 해도 끼치지 않는 곤충 한 마리에게는 극도의 혐오감을 느껴 모형을 보고도 두려움에 질린다. 어떤 꼬마는 부모에게 자신의 목욕가운에 달려 있는 무당벌레 모양의 단추 때문에 악몽을 꾸니까 그 단추와 다른 원피스 주머니에 달려 있는 무당벌레 장식도 떼어달라고 강력히 요구했다.

굴 체질 유아들이 가지고 있는 두려움 중 아주 심한 것으로 집에서 멀리 떨어지는 것에 대한 두려움을 빼놓을 수 없다.

극단적인 실례를 하나 들어보겠다. 태어난 지 두 달 된 아기가 있었는데, 행복한 표정의 조용한 이 아기는 태어난 날부터 그때까지 울음을 터뜨린 적이 손에 꼽을 정도였다. 하지만 부모가 친구를 방문하기 위해 아기를 데리고 처음 집을 떠난 주말, 아기는 낯선 환경에 한 번 눈을 돌리자마자 통제가 불가능할 정도로 크게 울어댔고 부모는 아기를 데리고 다시 집으로 돌아와야만 했다.

아기를 키워본 경험이 있는 사람들은 이 일이 우연의 일치이거나, 새로운 집에서 아기에게 겁을 주는 무언가가 있었을 것이라고 했으며, 태어난 지 두 달 밖에 되지 않은 아기는 결코 자기 집이 아니라는 사실을 인식하지 못한다고 주장했다. 하지만 2주 후 이 아기의 엄마가 베이비시터의 집에 아기를 맡기고 떠나려는데 똑같은 상황이 벌어졌다. 아기는 어머니가 방을 나가기도 전에 울음을 터뜨렸고 아무리 달래도 그치지 않았다. 자기 집에 있을 때는 어떤 베이비시터와 있어도 문제가 없었는데 말이다. 마찬가지로, 조금 더 나이가 든 굴 체질 아이는 친구 집에서 자는 것에 불안을 느껴 집에 가도 되는지 묻는 경우도 있다.

충격과 후유증이 오래가는 아이

굴 체질 아이들은 충격에서 회복되는데 시간이 걸리고, 무서운 경험의 후유증이 몇 년씩 지속되기도 한다.

뱀이 개구리를 삼키는 광경을 본 후 발작 증세가 시작된 세 살짜리 아이가 있는가 하면, 화단에서 쥐가 자신을 향해 튀어나오자 거의 경련을 일으킬 정도로 놀란 한 소녀는 겁에 질릴 때마다 경련을 일으키며 발작적인 증세를 보이기도 했다. 이러한 증세는 다양한 형태의 치료를 통해서도 치유되지 않고 오랫동안 지속되어 오다가 굴 체질 치료제를 투여한 후 회복될 수 있었다.

TV나 책에서 받은 무서운 느낌, 혹은 다른 사람들이 주고받는 대화에서 우연히 듣게 된 것 때문에 악몽에 시달릴 수도 있고 밤낮으로 그 생각이 머리를 떠나지 않을 수도 있다. 학교에 다니는 아이의 경우, 폭력 또는 아동·동물 학대에 관한 책을 읽고 과제를 제출해야 한다면 차라리 읽지 않고 낮은 점수를 받을 것이다.

굴 체질은 일상에서 얼마든지 겪을 수 있는, 기분 상하는 작은 일들에 대해서도 민감한 반응을 보인다. 아이는 왜 다른 아이들이 비이성적으로 또는 이유 없이 못되게 구는지 이해하지 못한다. 또 그들의 행동이 개인적으로 자기에게 어떤 영향을 끼치는지도 모른다. 민지가 왜 자기 생일파티에 윤서를 초대하지 않는지, 주원이랑 친했던 정수는 왜 갑자기 주원이에게 심술궂게 구는지 아이는 크게 당황해한다. 내면적인 핵심보다는 아이들 간에 끊임없이 일어나는 외면적인 불화와 사소한 다툼으로 더 마음이 상하는 것이다. 친구들은 언젠가는 서로 화해를 할 것이고 아니면 다른 일에 정신을 빼앗길 테지만 굴 체질 아이는 자신이 속한 세상의 무자비함에 대해 걱정하며 전전긍긍한다.

굴 체질 아이들은 현존하는 찰리 브라운들이다. 순진하며 사랑스럽지만, 인기가 많은 것과는 거리가 멀 뿐만 아니라 아이들이 총알처럼 빠르게 지나가는 삶을 뒤쫓아가기란 거의 불가능하다. 만화 〈피너츠 Peanuts〉에서 찰리 브라운이 온갖 놀이와 활동들로 정신없는 아이들의 세계를 당혹스러운 눈길로 응시하다가 "도대체 뭐가 어떻게 돌아가는 건지 하나도 모르겠어!"라며 탄식하는 장면을 떠올려보면 쉽게 알 수 있다.

비판에 민감하게 반응하는 점 또한 굴 체질 아이가 지닌 또 다른 취약한 부분이다. 선생님이나 부모 앞에서는 비판을 잘 수용하는 것처럼 보이지만, 마음 깊은 곳에서는 상처를 받는다. 반응이 느린 편이기 때문에 비판을 들었을 때 즉각적으로 큰 충격을 받아 논쟁이나 자기 정당화 또는 분노의 눈물을 흘리지는 않는다. 그보다는 상처 받은 채로 조용히 마음의 문을 닫고는 훗날 다시 노력하려 들지 않는다. 어린 시절에 받은 이러한 비판이 직접적인 원인으로 작용하여, 굴 체질 유형의 많은 성인들이 진취성이 결여된 채 실패에 대한 두려움을 안고 살아간다. 반면 대담한 다른 체질 유형의 아동들은 이러한 비판쯤은 간단히 무시해버린다.

그러므로 어떤 아이들에게는 굴 체질 치료제가 세상의 무자비함으로부터 자신을 보호해주는 방패 역할을 할 것이고, 다른 아이들에게는 굴 체질 치료제가 두려움과 민감성으로부터 빠져나올 수 있게 해주는 자극제로서 작용하여(조개 안에 들어간 한 알의 작은 모래가 진주를 만들게 하듯이) 어른 세계의 여러 도전들을 잘 이겨낼 수 있게 준비시켜 준다.

양쪽 모두의 경우에서 굴 체질 치료제는 아이의 심리뿐만 아니라 신체적으로 근육과 신경, 뼈를 튼튼하게 해주는 중요한 역할을 한다.

아이들이 굴 체질 치료제를 필요로 하는 신체적 증상은 무수히 많다. 다음에 열거한 증상들은 간략한 스케치에 불과하다.

편도선이 붓거나 아데노이드^{adenoid}(인두의 보호기관인 인두편도가 여러 가지 장애를 일으키는 질환―역주), 경부샘, 턱밑샘 및 다른 샘이 커져 있거나, 그리고 겨울에는 감기, 귀앓이 및 기관지염이 끊이질 않는다. 비도^{鼻道}의 협소함 혹은 유제품의 소화불량으로 코가 막히거나 콧물이 흐르는 증세를 보인다. 이러한 소화불량은 자주 일어나는데 영아의 잦은 구토, 심한 설사, 옅은 변 색깔(마치 담즙의 색소가 부족한 것처럼) 또는 변비가 동반되어 나타나고 이 경우에 굴 체질 치료제를 사용하면 도움이 된다. 굴 체질 아이는 며칠 동안 변비에 시달리면서도 전혀 불편함을 토로하지 않을 수도 있다.

굴 체질에게
나쁜 환경과 좋은 환경

굴 체질의 상황별 양상은 다음과 같다.

어떤 경우든 차가운 것에 노출되면 증세가 악화된다. 또한 육체적·정신적 노력, 시선 집중, 계단 오르기 등 어떤 형태의 노력이든 힘들어하며 (그렇다고 노력을 안 하는 것도 아니다), 유치乳齒, 젖니가 나는 기간에도 힘들어한다. 꽉 끼는 옷을 입었을 때, 우유나 계란을 먹었을 때(아이가 매우 좋아하는 식품일 수도 있지만) 그리고 보름달일 때 악화된다. 반대로 모든 형태의 따뜻한 것(공기, 옷, 음식)을 접하거나 자신의 방식대로, 그리고 자신의 페이스에 맞춰 행동하게 하면 심신이 좋아진다.

벨라돈나 치료제 (belladonna)

체질 치료제는 아니다. 벨라돈나 치료제는 아이들이 고열감기 등 급성 염증질환으로 예민하고 짜증을 낼 때 잘 사용한다.
벨라돈나 치료제는 가지과 식물의 파동에너지를 이용해서 만든다.

굴 체질에게는 주목할 만한 특징이 하나 더 있다. 비슷한 성질을 가지고 있지만 더 '급진적인' 성격을 띤 친구가 하나 있다는 것이다. 바로 '벨라돈나 체질'인데, 이 벨라돈나 치료제는 아이들이 잘 겪는 많은 질환들의 치료에 자주 사용된다. 즉, 아이가 차멀미나 비행기 멀미, 귀의 염증, 인후염, 연쇄상구균 감염, 샘의 팽대, 류마티스성 통증, 부스럼 또는 고열 등의 급성 증상시 벨라돈나 치료제를 쓰면 잘 들으며, 그리고 나서 굴 체질 치료제를 쓰게 되면 이러한 급성 질환의 재발을 예방할 수 있는 경우가 많다.

아이의 건강 상태가 어떠하든 간에 극도의 불안감, 경련, 안절부절못하는 모습, 발작적 움직임과 작은 떨림을 동반하는 등의 대뇌의 흥분으로 인한 것이면, 벨라돈나 치료제가 필요하다.

돌발성과 격렬함이 이 모든 증상들의 특징이다. 아이는 빛, 아주 작은 소리, 압박, 스트레스, 잡음, 불쾌한 진동 그리고 외풍에 극도로 민감하다. 똑바로 누워있거나 가만히 누워 있지 못하고 침대에서 몸을 좌우 또는 앞뒤로 가볍게 흔들고, 신음을 하거나 몸부림을 친다. 이때에는 베개로 등을 받치고 있는 것이 오히려 낫다. 통증은 눈, 목, 머리 또는 가슴이 지끈지끈 쑤시거나 뒤틀리는 듯한 느낌이고 아주 격렬하다. 또한 감염이나 염증이 생긴 경우에는 해당 부위가 빨갛게 변한다. 열이 날 때는 심한 동요와 혼란 증세를 보이고 가끔 일시적인 착란과 환각에 이르기도 한다. 아이는 소리를 지르고, 격정에 휩싸이며 치고 때린다. 무서운 괴물이나 끔찍한 얼굴이 보이고, 자신을 쫓아오는 무언가로부터 도망가고 싶다고 말한다. 외형상으로는 얼굴이 붉은빛을 띠며 가끔은 한 쪽만 달아오르거나 한 쪽 볼이 다른 쪽보다 더 빨갛고 동공이 크게 확대되어 있다. 전신에 열이 오르는 경우도 있으며 종종 한 쪽 손이나 발이 다른 쪽보다 더 뜨겁고, 사지가 몸의 다른 부위보다 더 차가울 수도 있다.

주요 증상은 통증이 시작단계(아이가 불안감과 불쾌감을 보이기 시작한다), 증가단계(신음과 몸부림이 시작된다), 정점도달(아이는 고통으로 울부짖는다) 그리고 감소단계(발작과 경련이 점차적으로 완화된다)를 거쳐 파도처럼 오고간다는 것이다. 이렇게 아이가 한 번 통증을 거친 후에는 일정한 간격을 두고 증상이 재발될 때까지 보채지 않는다.

마지막으로, 벨라돈나 치료제가 필요한 통증의 파도 패턴은 시간대에 따라 변하기 때문에 때를 맞춰 복용하는 것이 좋다. 고통은 오후(약 3시에서 6시)에 시작되어 밤(특히 9시에서 새벽 3시 사이)에 점차 강해지고 새벽 무렵에 가라앉기 시작한다. 그리고는 정오나 늦은 오후까지 상대적으로 편안한 상태가 지속된다.

유황
체질
Sulphur

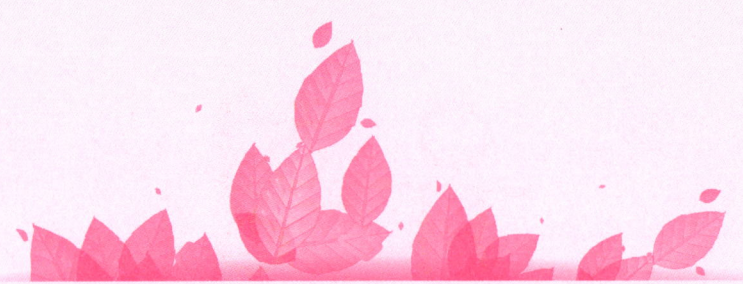

유황은 그 성질이 매우 뜨겁고 맛이 시고 독성이 강하나 몸 안의 냉기를 몰아내어 뱃속의 오래된 덩어리와 나쁜 기운을 다스리고 근골을 굳세고 강하게 한다. 유황 체질은 유황처럼 열이 많고 활동적일 뿐 아니라 지능이 높고 통솔력이 뛰어나다. 음식도 열과 관련되어서 자극적인 것을 좋아한다. 다혈질이므로 학교생활에서 문제를 잘 일으킨다.
유황 체질 치료제는 순수 유황의 파동에너지를 이용해서 만든다.

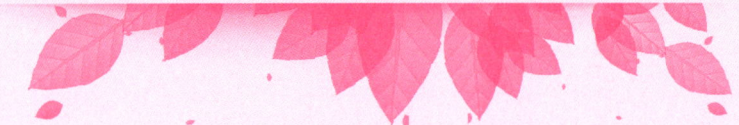

몸에 열이 많고 자극적인 음식 즐기며
가만히 있지 못하는 행동파 유형

아이들을 대상으로 한 여러 체질 치료제 중에서 의심할 여지없이 가장 탁월한 치료제를 꼽는다면 유황 체질 치료제와 굴 체질 치료제다. 모든 어린이들이 유아기에서 청소년기까지의 성장과정 중 어느 단계에서든 이 두 치료제의 다양한 치유 효과를 누릴 수 있다.

아동기의 수많은 증상과 특징에 두루 잘 듣는 치료제임에도 불구하고 유황 체질 치료제를 필요로 하는 아이의 모습은 아주 뚜렷하다. 일반적으로 유황 체질 아이는 체온이 높은 편이어서 따뜻한 날씨, 따뜻한 방, 따뜻한 물에 목욕하는 것이나 따뜻하게 옷을 입는 것을 불편해한다. 추운 날씨에도 웃옷과 바지만 입고 모자, 장갑, 점퍼는 걸칠 생각도 하지 않는다. 이런 아이의 부모는 코트를 입히려고 아이와 끊임없이 씨름을 벌여야 한다. 아이는 몸을 비틀며 저항하고, 코트는 '엄마가 추울 때 입어야 하는 것'이라고 정의 내리며 자신은 입을 필요가 없다고 주장한다. 땀을 많이 흘리고, 사지가 따뜻하며, 손바닥은 뜨겁고 땀이 나며 귀는 종종 빨갛다. 게다가 몸의 일부가 너무 뜨겁다며 불평할 수도 있다. 예를 들면, 낮에 신발을 신으면 발에서 너무 열이 나기 때문에 맨발로 돌아다니고 싶어 하며, 밤에 잠자리에서는 뜨거운 발바닥을 내놓기 위해 이불을 걷어찬다.

열이 오르는 머리에 차가운 공기가 닿는 느낌을 너무 좋아해서 겨울에도 아이는 창문을 열어놓고 잔다. 그리고 유아기 때 피부 발진이 생기는 부위는 종종 엄청나게 뜨겁다.

'열'이라는 주제는 음식의 선호도에도 적용된다. 대부분의 경우, 유황 체질 유형의 아이는 식욕이 왕성하다. 토속 음식이나 맵고 양념이 강한 요리를 포함해 대부분의 음식을 좋아한다. 유황 체질 아이가 선호하는 음식 중 하나가 자극적인 음식인 페퍼로니 피자이며, 가장 싫어하는 음식으로는 익힌 야채를 들 수 있다. 특히 브로콜리, 싹이 긴 양배추, 시금치 그리고 아욱, 콩 등이 있는데, 밋밋한 맛 때문에 싫어한다. 아이는 차가운 음료를 특히 좋아해서, 우유(우유는 아이와 잘 안 맞을 수도 있다), 주스 및 얼음 섞은 탄산음료를 마치 과열된 몸을 식히기라도 하듯이 벌컥벌컥 들이킨다.

행동양식에서도 마찬가지로, 유황 체질 아이는 종종 열과 유사한 이미지를 나타낸다. 아기 때에는 잠시도 가만히 있지 않고 활발하며, 조용하게 만들기도 힘들다. 끊임없이 움직이고, 자신을 누르거나 움직이지 못하게 만들면 법석을 떤다. 걸음마를 막 시작한 아기는 씻기, 옷을 입히거나 재우기 위해 침대에 눕히는 것, 식탁에 앉아 있기를 싫어한다. 식사 시간 동안 앉아 있게 만들려면 문자 그대로 의자에 묶어 놓아야 할 것이다. 아이가 자라면서 난폭한 기질과 소란 피우기는 본성이 된다. 문을 쾅 소리 나게 닫고, 물건들을 탕 하고 치고, 계단을 구르듯이 뛰어내려오며, 크게 소리를 지르고, 아무 이유 없이 소음을 낸다. 어른들은 항상 아이에게 "조용히 해! 가만히 있어! 앉아!" 또는 "그만! 지금 네가 뭘 하든지 간에 무조건 그만해!"라고 명령한다.

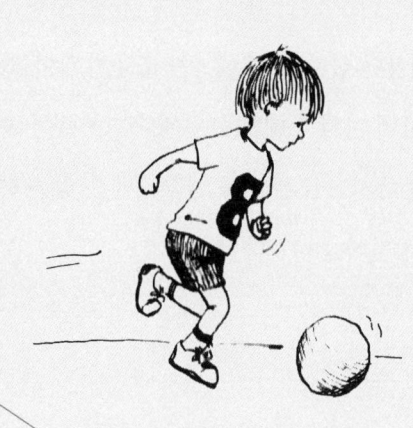

'행동파' 성향을 띠는 유황 체질 아이는 활발히 움직여야만 한다. 학교에서는 조용히 앉아 있지 못하고, 책상에서 안절부절못하며 자기 차례가 아님에도 끼어들어 말을 하고, 화장실에 가겠다 물 한 잔 마시고 오겠다 등 생각해낼 수 있는 모든 이유를 들어 끊임없이 자리에서 일어나 나간다.

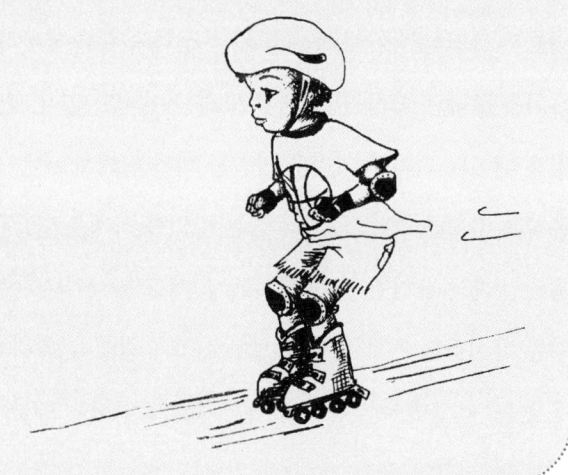

관찰자 성향을 띠는 굴 체질 아이와는 대조적으로 유황 체질 아이는 '행동파'이고 활발히 움직여야만 한다. 학교에서는 조용히 앉아 있지 못하고, 책상에서 안절부절못하며 자기 차례가 아님에도 끼어들어 말을 하고, 화장실에 가겠다 물 한 잔 마시고 오겠다 등 생각해낼 수 있는 모든 이유를 들어 끊임없이 자리에서 일어나 나간다.

톰 소여와 개구쟁이 데니스

유황 체질 아이는 에너지가 넘칠 뿐만 아니라 타고난 창의력의 소유자로서 계획에 착수하고, 새로운 일을 시작하며 생활이 침체되는 것을 거부한다. 사실, 사람들로 하여금 끊임없이 무언가를 하게 만들고 계속해서 새로운 사건이 생기게 하는 것이 자신의 중요한 임무라고 생각한다. 남자 아이들 중에는 항상 말을 해야만 하는 아이도 있다. 만약 특별히 할 말이 없을 때에는 견디기 어려운 정적을 깨기 위해서 혹은 주의를 끌기 위해서 종잡을 수 없는 말을 하거나 허튼 소리를 하게 된다. 종종 이 아이들이 조용해질 때는 음악을 들을 때인데, 그때도 음악이 자극적인 것이어야 하고 다른 아이들의 귀가 멍멍할 정도로 크게 볼륨을 올리고는 태연하게 음악을 듣는다. 그룹에서 음악을 하는 것을 좋아하기 때문에 학교에서는 스쿨 밴드 또는 교내 오케스트라에 입단하거나, 프리스타일 재즈밴드나 락 밴드에 들어갈 수도 있다. 음악이 시끄러울수록 아이는 좋아한다.

유황 체질의 기질은 불같고, 돌발적이며 호전적이다. 아이는 얼굴이 새빨개져서는 소리를 지르고, 분노하거나 불쾌하면 발을 구른다. 하지만 이렇게 성질을 부리는 이유는 쉽게 파악이 가능하고, 원인이 제거되면 아이의 기분은 돌발적으로 악화된 만큼 빠르게 나아진다. 나쁜 기분은 사라지고, 사건은 잊혀져 아이는 금방 정상으로 돌아온다.

사실 이러한 유황 체질 아이의 가장 좋은 친구는 또 다른 유황 체질 아이일 수 있으며, 같은 체질끼리는 끝이 보이지 않게 싸웠다가 다시 화해하는 과정을 반복하며 가끔은 신나게 주먹다짐을 하기도 한다. 비록 이 타입의 아이가 요구사항이 많고 자기주장이 강하며, 성미가 급하고 소동을 벌이는 수준이 오 헨리의 단편인《붉은 추장의 몸값 The Ransom of Red Chief》(소설 속에서 유괴범들은 소년의 아버지에게 아이를 도로 데려가면 돈을 주겠다고 까지 한다)에 나오는 무시무시한 소년만큼 엄청나긴 해도, 본성은 기본적으로 명랑하고 긍정적이며, 종종 놀라울 정도로 불평을 하지 않는다. 유황 체질 아이들은 영원한 멋쟁이인 톰 소여와 개구쟁이 데니스의 넘치는 자신감을 가지고 있다.

아이는 열기를 내뿜지만 불과 마찬가지로 쾌활함을 발산한다. 어릴 때부터 유황 체질 아이들은 자신이 모든 것을 제일 잘 안다고 확신하며 무엇이든 혼자 해볼 기회를 갖기 위해 분투한다.

어린아이들은 신발 끈을 묶거나 다른 어려운 일을 시도할 때 "혼자 할래! 혼자 한다고!" 라며 소리친다. 조금 더 크면 그런 일들을 "내 방식대로!" 할 것을 고집한다. 삶의 어떤 영역에서든지, 최소한의 기회라도 오기만 하면 주도권을 잡고 내놓지 않으며, 어느새 자신만의 규칙을 만들어 다른 사람들이 따라줄 것을 기대한다.

단체 또는 사회규칙에 협조하기를 강하게 거부하는 성향은 이기주의처럼 보이기도 하지만 사실은 극단적인 독립성과 외부의 간섭에 대한 거부감 때문인 경우가 더 많다. 이러한 특성이 변하려면 시간이 걸릴 수밖에 없다.

이렇듯 활기가 넘치는 유황 체질 아이는 자신의 에너지를 집에서나 학교에서의 생활에 지장을 주는 데 사용할 수도 있다. 아이는 소란 피우기, 지나친 활발함 또는 뽐내기 등의 행동으로 주위에 지장을 초래한다. 하지만 아이가 괜히 꾀를 부린다거나 꿍꿍이속이 있는 것은 아니다. 위선을 경멸하는 유황 체질 아이들은 일반적으로 짓궂거나 부정적인 행동을 할 때에도 개방적이고 직선적이다.

주목받고 싶어 하는 리더 스타일

사람들에게 깊은 인상을 주기 위해 지속적으로 노력하는 성격으로, 비록 제멋대로 얻어낸 결과라 할지라도 실제로 일어났던, 혹은 자신이 지어낸 '마초' 스타일의 위업을 큰 소리로 자랑한다. 이 유형의 아이들은 어떻게 해서든지 주목받고 싶어 한다. 그러므로 반에서 중심 역할을 하는 아이는 종종 유황 체질이다. 열정적으로 그룹 활동을 하며 반 아이들 모두가 참여하게 하는 리더십을 발휘한다. 여전히 풍파를 일으키고 자신의 의견을 강하게 주장하며 인정받기를 갈구하긴 하지만, 이러한 성향들이 더 건설적인 방식으로 나타나는 것이다.

사실 유황 체질 아이는 항상 큰 스케일의 대담한 아이디어들을 내기 때문에 이를 수행할 다른 사람들을 필요로 하며, 자신의 계획들을 이루어낼 의향이 있는 아이들로 주위를 채운다. 그 동안 자신은 벌써 거창한 다음 계획으로 넘어가 구상을 하고 있다.

유황 체질은 물건에 대해서 강한 집착을 보인다. 맹렬하게 다른 친구의 장난감을 빼앗으려 들기도 한다. 아이가 말을 배우고 제일 먼저 하는 말들 중 하나가 "그거 이리 내!" "야, 그 공 나 줘!" "내 꺼야!"와 같은 문장들이다. 그렇지만 자신의 물건은 확고하게 지킨다. "야, 그거 내 트럭이야. 만지지 마!" 이런 성향은 18개월 된 남자아기에게서도 엿볼 수 있었는데, 엄마의 무릎 위에 앉아 있던 이 작은 아기는 단호한 표정으로 어머니의 귀걸이를 잡아당기면서 "내 꺼! 내 꺼!" 라고 소리를 질렀다.

아이가 자라면서 이런 물질주의적인 성향은 돌, 조개껍질, 오래된 자물쇠와 열쇠, 야구 카드와 같은 물건을 수집하는 것으로 나타난다. 심지어는 쓰레기통에서 찾아낸 고장난 장난감을 모으기도 한다. 값어치에는 상관없이, 자신의 마음에 들면 무엇이든 간직한다.

여자아이의 경우는 수집하는 대상에 있어서 좀 더 까다로워서, 인형이나 솜으로 속을 채운 동물 인형 혹은 도자기로 만든 작은 장식품들을 수집하며, 자신이 한 눈에 다 볼 수 있도록 선반 위에 꽉 채워 넣는다. 그리고는 수집품들을 분류하고, 정리하고, 다시 정리하는데 몇 시간을 보낸다. 반면 정리를 싫어하는 남자아이들은 자신의 수집품을 서랍 하나에 다 쑤셔 넣거나 바닥에 무더기로 쌓아둔다.

여기서 핵심은 별 필요도 없는 물건들을 모아두는 유황 체질 아이는 선천적으로 자신의 물건을 버리지 못하고, 소용 없는 것들이라 할지라도 그 물건들과 떨어지기를 싫어한다는 것이다. 열세 살짜리 한 소녀에게 어렸을 때 쓰고 더 이상 사용하지 않는 책과 장난감을 버리라고 하자 "4학년 때 본 맞춤법 시험지도 못 버리고 있는데 어떻게 책이랑 장난감을 버릴 거라고 생각할 수 있어요!"라며 애처롭게 흐느꼈다.

아무리 방이 어질러져 있어도 유황 체질 아이는 자신의 모든 물건이 어디에 있는지를 정확하게 알고 있고, 그 중 하나라도 있던 곳에서 옮겨지거나 버려지는 것을 못 참는다. 언제든지 손닿는 곳에 자신이 원하는 특정 물건이 있어야 하고, 자신의 물건 중 하나라도 시야 또는 손이 닿는 범위를 벗어나는 것을 싫어한다.

고무젖꼭지 다섯 개를 갖고 다니는 세 살짜리 아이도 있었다. 한 개가 아니라 다섯 개였다! 하나는 입에 물고, 두 개는 양 손에 꼭 쥐고, 나머지 두 개는 양 팔에 하나씩 묶어 눈으로 볼 수 있게 했다. 아이는 만일 다섯 개 중 하나라도 사라지면 심하게 화를 내곤 했다. 가벼운 통증이 있어 유황 체질 치료제를 복용한 후 어느 날, 체질이 성숙했는지 아이는 부모에게 이렇게 말했다고 한다. "생각해보니 사실 저는 젖꼭지를 사용하기엔 다 큰 것 같아요. 산타클로스 할아버지께 제 젖꼭지 다섯 개를 전부 다 드려야겠어요. 산타 할아버지가 여름에도 오실 수 있나요?" (이때는 7월이었다)

하지만 진정한 유황 체질의 이 아이는 오래 씹어 너덜해진 젖꼭지 대신에 장난감 전기 기차를 요구했다.

유년 시절, 유황 체질 아이는 물물교환을 좋아하고 이러한 거래에서 거의 손해를 보지 않는다. 하지만 그 반대의 경우도 있어서, 아무 쓸모없는 오래된 장난감 한 무더기의 거부할 수 없는 유혹에 넘어가 좋은 카메라나 새로 산 신형 주머니칼과 바꾸고는 아주 행복해하며 만족해한다. 또한 수년 전부터 가지고 있던 낡은 축구공과 오래되어 금방 부서질 것 같은 자전거만으로도 온전히 만족하여 더 이상 아무것도 바라지 않기도 한다.

흥미롭게도, 극단적인 물질주의와 극단적인 반물질주의가 모두 이 유황 체질 유형 안에 공존하는 것을 볼 수 있다. 극단적인 형태의 이기주의와 비이기주의 또한 마찬가지다.

예를 들면, 자신의 소유물에 대한 강한 집착으로 인해 유황 체질 아이는 자기 물건을 남과 함께 쓰는 것을 내켜 하지 않고, 주위에서 강하게 타일러도 필사적으로 붙잡고 내놓지 않으려 한다. 심지어는 스테이플러나 가위처럼 개인적으로 의미도 없고 애착을 가지고 있지도 않으며 쉽게 교체 가능한 물건을 빌려주는 것도 꺼려하고 돌려받을 때까지 불안해한다. 하지만 이런 아이가 친구들에게 사탕과 만화책을 사주기 위해 일주일 용돈 전부를 쓰기도 하고 또한 자신은 낮은 점수를 받을 것이라는 사실을 알면서도 시험 하루 전에 친구에게 선뜻 노트를 빌려주기도 한다.

가끔 아이는 타인의 유익에 대해 너무 너그러운 모습을 보이기도 한다. 학교에서 귀가하면서 한 유황 체질 아이가 자주 오빠의 책이나 코트를 들어주고 자신에게 할당된 집안일에 더해 오빠의 몫까지 맡아 한다. 아이는 그러한 행동이 오빠에게 그다지 유익하지 않다는 사실을 이해하지 못하고, "난 괜찮아요. 오빠가 피곤해서 그러는데 왜 내가 대신 하면 안 돼요?"라고 주장한다. 물론 오빠는 아량을 베풀 듯 유황 체질 여동생이 자신의 몫까지 일하는 것을 허락해주는 것이다. 이러한 경우 두 아이 모두에게 유황 체질 치료제를 약간씩 복용시키면 도움이 된다.

몰라도 "저요! 저요!" 손드는 아이

유황 체질 아이는 나이와 상관없이 돈과 경제적 가치에 대한 감각이 뛰어나다. 예를 들면 네 살짜리 유황 체질 아이가 어른에게 다가가 "비싼 코트를 입고 계시네요"라며 직관력 있는 한마디를 건네기도 한다. 아이는 할인판매하는 가게를 꿰고 있고, "마트에서 더 싸게 파는데 왜 슈퍼마켓에서 과자를 사시는 거예요?"라며 부모가 할인판매하는 곳에서 쇼핑할 것을 주장하기도 한다. 가치에 대한 이러한 선천적인 감각은 가끔 좀 더 미묘하고 우회적인 방식으로 나타나기도 한다.

열 살짜리 한 소년의 아버지가 어느 주립 사범대학의 졸업식에 연사로 초청을 받았다. 이 영광스런 소식을 접하고 다른 자녀들은 크게 기뻐하며 아버지에게 축하인사를 건넸지만 유황 체질의 열 살짜리 막내아들만 조용했다. 아버지가 막내아들의 의견을 묻자 아이는 짤막하게 "주립 사범대학도 참 좋지만 하버드 대학이라면 더 좋았을 거예요"라고 대답했다.

유황 체질 아이들은 종종 뛰어난 지적 능력을 보인다. 특히 남자아이들은 지적 호기심이 굉장히 강해서 어렸을 때부터 신문 및 과학 잡지에 관심을 갖고 통계, 사실 및 정보로 가득 찬 읽을거리를 선호하기 때문에 사전이나 백과사전과 같은 유익한 저작물에까지도 흥미를 보인다.

유황 체질 아이가 가장 좋아하는 책은 바로 기네스북이다. 자신의 흥미를 끄는 주제에 대해서는 가끔 경이적인 기억력을 보여, 대여섯 살짜리 아이가 주요 축구 또는 야구팀의 성적과 리그 순위뿐만 아니라 선수 개개인의 기록까지도 줄줄 읊을 정도다.

종종 아이는 기계 분야와 관련하여 특출한 재능을 보이기도 한다. 엔진, 라디오, 카세트테이프리코더 또는 자전거를 만지작거리며 몇 시간씩 보내는 것을 좋아하고, 기계류에 대해 상당한 수준의 이해력을 보이며 이것들을 분해했다가 재조립하곤 한다. 이러한 지적 및 기계적 능력을 함께 발휘하며 아이는 마치 오리가 물을 좋아하듯이 컴퓨터에 애착을 가진다. 겨우 유아기를 벗어난 아이가 겉으로 보기에 전혀 힘들이지 않고 그 복잡한 기계를 금방 다룰 줄 알게 되는 것이다.

이 아이들은 학교에서 지적 활력소 역할을 한다. 재치 있고 기민하며, 호기심이 많고 열심히 질문을 하며, 답을 모른다 해도 적극적으로 대답을 해보려 한다. 규칙에 예외가 되는 경우나 선생님의 실수를 지적하는 것, 그리고 논쟁하기를 좋아한다. 넘치는 활기와 매력적인 총명함은 학급 토론에 굉장히 긍정적으로 작용한다.

선생님들은 아이가 조금 더 근면하고 학교공부에도 더 노력하기를 바란다. 유황 체질 아이는 아직 개발되지 않은 재능을 많이 가지고 있지만 습관적인 부주의 때문에 훌륭한 수준까지 성취하지 못한다.

권위에 대해 선천적으로 거부감을 갖고 있기 때문에 집에서나 학교에서나 관례적으로 해야 할 일을 피할 궁리만 하고, 해야 할 일을 단순하게 했을 때 드는 에너지보다 더 많은 에너지를 해야 할 일 피할 생각에 쏟아붓게 된다. 하지만 무언가에 관심을 가지기로 결정했을 때는 (그 무언가가 요구 받은 것 또는 사람들이 기대하고 있는 것일 경우는 아주 드물긴 하지만) 놀라울 정도로 전력을 다하여 민첩하게 실행한다.

일단 숙제에 착수했을 때는 다른 아이의 경우 두 시간이 걸릴 내용을 한 시간 만에 끝내버린다. 유황 체질 아이는 어떤 과제든 집중력 있게 그리고 단순 명쾌한 방식으로 접근하며, 그의 집중력은 비록 지속시간이 짧지만 아주 강도가 높다.

이와 동시에 유황 체질 아이의 다양한 체질적 특성에는 빈둥거리기도 포함된다. 즉 숙제를 하도록, 아니 그저 책만이라도 펴도록 설득하는 것도 힘든, 게으른 어린이의 모습인 것이다. 집에서는 자신이 해야 하는 집안일도 회피한다. 식사 후 자기가 사용한 식기 설거지하기, 쓰레기 밖에 내놓기, 아침에 침대 정리하기처럼 손쉬운 일도 하게 만들려면 고군분투 해야 한다. "다른 사람들더러 하라고 해. 난 더 중요한 볼 일이 있어." 이것이 유황 체질들의 인생지침이다.

유황 체질의 청소년기

이제 유황 체질의 청소년기에 대해 알아보자. 유황 성분의 열을 내는 특징을 염두에 둔다면, 유황 체질 치료제가 10대 청소년들에게 탁월한 치료약이라는 사실은 놀랄 만한 것이 아니다.

어렸을 때에는 일찍 일어나던 아이가 10대가 되어서는 늦잠을 자고, 피곤한 상태로 깨어나며 일어났을 때 기분이 그리 좋지 않고 말도 거의 하지 않는다. 예전에는 아침 식사 때 식욕이 왕성했지만 이제는 아침에는 아무것도 먹으려 들지 않고, 대신 종일 간식을 먹거나 밤늦게 야식을 먹는다. 방과 후에는 심하게 배가 고프고 목이 마른 상태로 귀가하며 직접 샌드위치를 만들어 먹거나 쿠키로 빨리 배를 채우려 하고 얼음처럼 차가운 음료를 몇 잔씩 연이어 마신다. 유황 체질 청소년이 소비하는 음식과 음료의 양은 엄청나서, "밑 빠진 독"이라는 말이 바로 이 타입이다.

다양한 토핑과 콤비네이션을 즐길 수 있는 피자를 여전히 제일 좋아하며, 기본적으로 잡식성이므로 특이하고 이국적인 요리를 포함해 거의 모든 자극적인 음식을 좋아한다. 종종 자신의 고급 입맛(어떤 사람들은 미각이 둔하다고 표현할 것이다)을 자극하기 위해 차려준 요리를 양념과 향신료 등으로 더 '생기 있게' 만들기도 한다. 또한 식탁 예절(이 타입의 장점이 세련된 식탁 예절이라고는 절대 말할 수 없을 것이다)은 끔찍할 정도다. 남들의 시각은 완전히 무시하며 손가락으로 탐욕스럽게 먹거나, 남에 대한 배려 없이 함께 먹는 음식의 가장 큰 부분을 먼저 가져가므로 다른 사람들은 적은 나머지를 나눠먹게 되기도 한다.

게다가 유황 체질 청소년의 무감각한 대화 방식이 자주 드러나는 때도 바로 식사시간이다. 자신이 관심을 가지고 있는 주제에 대해서만 단정적으로 이야기하는 것이다. 예를 들면, 자신의 컴퓨터와 친구의 좀더 비싼 컴퓨터의 차이점에 대해 지식은 풍부하지만 가르치는 듯한 말투로 지루하게 계속 이야기한다.

하지만 정반대로 말 한 마디 끌어내는 것이 참으로 어려운 10대 유황 체질 청소년도 있다. 마치 단어 하나 말할 때마다 돈이 드는 것처럼 질문에는 단음절로만, 혹은 긍정이나 부정을 의미하는 퉁명스런 소리로만 대답한다. 아마도 대화를 하면 얻는 것 없이 뭔가를 주게 된다는 무의식적인 두려움을 느끼는 것 같다.

씻지 않고 단정하지 않으며, 피부에는 여드름이 나 있고, 귀지가 보이며, 손톱은 입으로 물어뜯어 속살이 보일 정도이고, 끊임없이 여드름을 짜거나 코 또는 피부를 쿡쿡 눌러대고, 가려운 두피를 긁는 유황 체질 청소년의 이미지는 잘 알려져 있다.

뿐만 아니라 이 연령대에서는 머리카락도 질이 바뀌어 마음대로 되지 않을 수 있다. 주인의 반항적인 본성을 반영하듯이 철사같이 뻣뻣하고, 곱슬곱슬하고, 사방팔방으로 뻗치는 것이다.

옷차림도 마찬가지다. 유황 체질 청소년은 복장을 통해 자신의 반사회적인 신념을 드러내야 한다고 믿으며 타락한 '부르조아적' 가치에 도전장을 던지는 듯한 스타일의 옷을 입는다.

머리를 자르거나 깔끔하게 옷을 입는 것은 자신의 외적 존재가 고결하고 반 인습적인 자신의 이상과 조화를 이루지 못하는 것이기 때문에 이를 거부한다.

반면, 앞의 타입과는 전혀 다르게 좀 더 물질주의적인 성향이 강하고, 반항적이기보다는 또래친구들을 더 의식하고 급우들을 의식하는 청소년이라면 스펙트럼의 정반대 편 맨 끝으로 옮겨갈 수도 있다. 또래친구들보다 옷을 더 잘 입으려고 노력하며 현재 유행하는 패션 중 가장 멋지고 비싼 옷을 입고 학교에 간다. 유황 체질 청소년의 옷차림은 어떻게든 남의 이목을 끌어 뚜렷한 메시지를 전달해야 하는 것이다.

유황 체질 청소년의 정신적·감정적 흥분 또한 모두가 익숙하게 알고 있다. 다른 어떤 타입보다 유황 체질은 자신의 존재를 집안 모든 사람이 느낄 수 있게 행동한다. 끊임없이 무료함을 쫓으려 애쓰거나, 아니면 물건들 한가운데에서 소파에 푹 파묻혀 누워 있다든가 의자들 위에 길게 뻗고 앉아 있든가 그중 어느 하나다. 확실히 너무 빨리 성장하고 너무 많은 변화를 겪기 때문에 기운이 없다고 느끼고 피곤해할 수도 있지만 이러한 증상까지도 열띤 형태를 보인다. 유황 체질 청소년이 방안에 들어오면, 그저 의자에 무너지듯 앉기만 해도 방은 갑자기 너무 뜨겁고 너무 작게 느껴진다.

재미와 흥분거리를 계속 찾고 따분한 것은 못참는

그리고 이들은 논쟁을 굉장히 좋아한다. 아무리 피곤하다 해도 절대 논쟁을 못할 만큼 피곤한 것은 아니며, 그 무엇에 관해서든, 언제든, 그 누구와도 논쟁을 할 것이다. 사실, 논쟁은 이들이 가장 선호하는 대화 방식인 것처럼 보인다. "나는 과격하게 논쟁하는 것을 좋아해"라고 유황 체질 청소년은 거리낌 없이 인정하며, 가족과 함께 나눌 다음번의 흥미로운 논쟁을 고대한다. 그리고 이러한 논쟁이 가정의 평화에 지장을 준다 해도, 무료함에 시달리는 것보다는 낫다고 생각한다.

가끔 유황 체질 청소년은 다른 사람들이 자신을 기쁘게 해주려고 노력할 때에도 그들에 대하여 비판적이고, 비협조적이며, 불평을 한다. 그럴 때면 자신의 불만족을 큰소리로 표출하는데, 불공평한 선생님들, 마음에 안 드는 부모님, 과중한 책임, 너무나 부족한 인정 등 모든 것을 다 불평한다. 어정거리며 다툼거리를 찾거나 그가 가장 필요한 순간에 사라져버리기도 한다.

만약 유황 체질 청소년에게 자기 몫의 집안일을 하라고 재촉하면 무례하게 반박하면서 너무 많은 시간을 낭비하므로 그럴 바에는 차라리 다른 사람이 대신 하는 것이 훨씬 수월하고 시간을 절약할 수 있다.

그의 방을 청소하게 하는 건 꿈도 꾸지 않는 것이 좋다. "만약 누가 정리를 하면 뭐가 어디에 있는지 하나도 모르게 될 거야"라고 항의를 한다. 청소년들은 일반적으로 게으르고 지저분한 경향이 있지만, 유황 체질 청소년은 특히 더 그렇다. 이렇게 귀찮아하는 성향은 기질적인 결함이라기보다는 예의가 부족해서라고 할 수 있다. 유황 체질 청소년은 기본적으로 건강한 인생관을 가지고 있다. 단지 지칠 줄 모르는 지적·육체적 에너지 때문에 자극이 필요한 것이다.

창의적인 분출구를 찾지 못할 경우, 재미와 흥분을 찾는 과정에서 공격적인 모습을 보일 수 있다. 하지만 사람들은 이러한 문제들이 아이 안에 깊이 뿌리 박혀 있는 것이 아니고 단지 성인으로 성숙해가면서 겪는 일시적인 과정으로 결국에는 스스로 헤쳐 나올 것(예를 들어 측백나무 체질의 청소년과는 달리)이라는 것을 금방 알아차린다.

10대 소녀들에게서는 이러한 유황 체질 유형의 특징이 조금은 누그러져 나타난다. 소녀는 불만스럽거나 오해받고 있다는 느낌을 덜 갖는 편이고, 성격상 남자아이보다 더 깨끗하고 깔끔하다. 하지만 유황 체질 남자아이의 방과 똑같이, 유황 체질 여자아이의 방도 마치 허리케인이 한바탕 휩쓸고 지나간 것처럼 어지럽다.

무엇보다 유황 체질 10대 소녀들의 전형적인 특징은 화장품과 샴푸를 넘치도록 모은다는 것이며, 특히 화장실에 치약을 두는 방식이 특이하다. 항상 치약 뚜껑을 열어두기 때문에 치약이 줄줄 흘러나와 세면대 여기저기에 묻어 있다. 유황 체질 소녀들 또한 소년들과 마찬가지로 사춘기에 접어들면 예전보다 좀 더 열기를 띠기 시작하여 더 논쟁적이고 자기중심적이며 성급해진다. 유황 체질 남자아이들처럼 방에 들어오면 더운 분위기를 조성해 답답하게 만들기도 한다. 하지만 전반적으로 보았을 때 유황 체질의 10대 소녀가 남자아이보다 더 다루기 쉬운 이유는 아마 여자아이들이 일반적으로 100% 유황 타입이 아니며 다른 체질이 섞여 그 특징이 바뀌기 때문일 것이다. 청소년기에 가장 어려움을 겪는 체질 유형은 보통 소금 체질 소녀들이다.

  신체에 관련된 불만으로는 많은 유황 체질들이 피부 트러블을 호소한다. 뾰루지, 땀띠, 습진, 건선, 여드름과 같이 다양한 종류의 발진 때문에 화끈거리고, 빨갛고 가려운 증상이 동반된다. 혈액순환이 불안정하여 발생하는 몸의 특정 부위의 발열(몸의 어느 부분은 뜨겁고 다른 부분은 차가운 증상), 유당 불내증(선천적으로 젖당을 분해하는 효소가 부족하여 우유와 같이 젖당이 풍부한 음식을 소화하는 데 장애를 겪는 증상 – 역주), 극도의 식욕부진 또는 과도한 식욕과 같은 소화기능 장애 그리고 특히 오전 11시경에 배고픔으로 인해 힘이 없어진다든가 신경질을 내는 등의 증상은 유황 체질 치료제 처방의 필요성을 암시하는 징후들이다.

  야뇨증 및 새벽 설사는 유황 체질의 10대들이 자주 겪는 또 다른 증상으로 유황 체질 치료제를 쓰면 도움이 된다.

유황 체질에게
나쁜 환경과 좋은 환경

유황 체질의 주요 특징은 다음과 같다.

따뜻한 침대(아이의 발바닥이 엄청나게 뜨거워져서 발을 이불 밖으로 내놓는다), 따뜻한 옷, 뜨거운 목욕 또는 따뜻한 날씨 등으로 몸이 더워지면 증세가 악화된다. 또한 오전 11에서 12시 사이에는 가만히 서 있거나 앉아 있을 때에도 악화된다. 반면 시원한 공기에 노출될 때, 땀이 날 때, 열정적인 대화나 활동 그리고 지적·육체적 활동 시 더 좋아진다. 또 한 가지 특기할 만한 사실은 유황 체질 치료제는 그에 맞는 유황 체질에서뿐만 아니라 다른 체질에서도 유사한 증상이 있을 때 투여하면 증상의 회복과 치유가 가능하다는 것이다. 뿐만 아니라 재발되는 것을 막아주어 근본적인 병의 치유를 돕는다.

만성적인 증상은 있으나 뚜렷하지 않아 어떤 치료제를 써야 할지 잘 모를 경우에 유황 체질 치료제를 쓸 수 있다. 체질 치료를 시작하기 전 과거에 사용한 현대의학적인 약의 부작용적인 효과를 제거하며, 엄선된 다른 체질 치료제가 효능을 보이지 못할 때 치유를 촉진하고, 유황 체질 치료제와 '유사한' 치료제를 활성화시킴으로써 침체에 빠진 치료 상태가 속히 진전되게 하는 등의 아주 특별한 효능을 보유하고 있다.

흑연
체질
Graphites

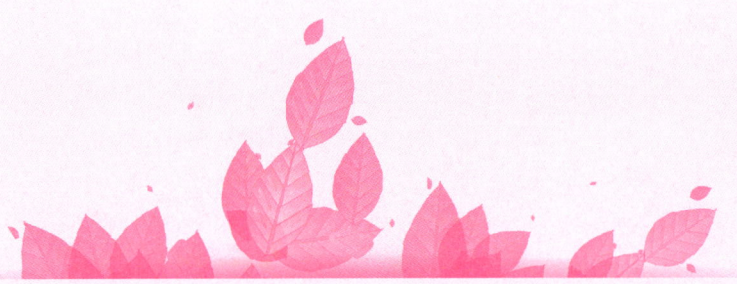

흑연은 열에 대한 저항성이 크고 열팽창 계수는 매우 작으며, 열 전도도 및 전기 전도도가 우수하다. 흑연 체질은 수수하고 평범한 흑연의 모습처럼 서민적인 타입으로, 어떠한 상황도 재미있게 만들며 살 수 있다. 뚱뚱한 체격으로, 자신이 공부를 잘하기는 힘들다는 것을 알고 있기 때문에 타고난 유머 감각을 통해서 세상을 살아간다.

흑연 체질 치료제는 흑연의 파동에너지를 이용해서 만든다.

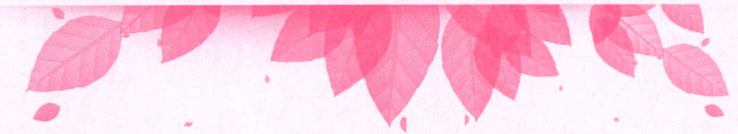

소풍 전날
비올까 걱정하는 아이

흑연 체질 아이들이 가지고 있는 다수의 신체적 문제(특히 피부 트러블)를 유황 체질 아이도 가지고 있는 걸로 봤을 때 이 둘은 밀접한 관계가 있다고 말할 수 있다.

정신적인 면에서도 유황 체질과 마찬가지로 흑연 체질은 마음이 넓고 대담한 성향을 보이면서(속이 좁거나 소심하지는 않으며), 항상 있을 법한 몇몇의 다른 경로를 통해 재미있는 것을 찾으려고 노력한다.

학교생활에 적용시켜보면 두 유형의 학생 모두 게으르고 충동적으로 행동하며, 수업시작 후에 연필을 깎기 시작한다든지 엉뚱한 행동을 하며 수업에 집중하지 못한다. 수업시간에 스트레칭을 하거나 자주 화장실을 들락거리기도 한다. 또한 흑연 체질 아이는 집에서 공부할 경우에 반복적으로 냉장고로 향한다. 사실 두 유형의 학생 모두 정규 교육에는 알레르기가 있다고 할 수 있을 정도로 체질적으로 게으르다. 하지만 흑연 체질은 유황 체질처럼 본질적으로 창의적이지만 유황 체질과 비교해서 대담하지 않으며 활기도 부족한 편이다.

감정적으로는 굴 체질 아이를 더 많이 닮았다. 인생에서 괴로운 일을 간과하지 못하며, 피할 수 없는 아픔에 필요 이상으로 힘들어하는 것을 예방하지 못하는 등 예민하고 연약한 면을 보인다. 흑연 체질 아이는 많은 걱정거리들(대부분 쓸데없는 걱정)에 둘러싸여 있기도 하다. 소풍 전날, 혹연 체질 아이는 "내일 비 오면 어떡하지?"라며 걱정을 한다.

혹연 체질 아이는 다음날 수업시간까지 준비해야 하는 숙제인 '나뭇잎 보여주면서 설명하기'를 놓고 이런 걱정을 한다. "내일 내가 나뭇잎을 두고 가면 어쩌지…" "나뭇잎을 설명할 때 할 말을 잊어버리면 어떡하지."

친구 생일파티에 초대받지 못할까봐서는 "만약 은서가 생일 파티에 나를 초대하지 않으면 어쩌지?"라고 걱정하다가 초대를 받은 후에는 "은서가 나를 초대하고 싶지 않았는데 은서 엄마가 나를 초대하라고 말해서 억지로 한 건 아닐까? 은서가 나를 싫어하면 어떡하지?" 혹은 "은서가 내가 준 생일선물을 싫어하면 어떡하지? 내가 사준 것과 같은 선물을 다른 애가 또 주면 어떡하지?" 등의 끊임없는 걱정을 하게 된다. (뒤에 나오는 질산은 체질 아이와 비교해보라)

이와 같이 혹연 체질 아이는 유황 체질과 굴 체질 아이의 결합된 특성을 보인다. 독립적이지만 유황 체질 아이들처럼 도전적인 의식을 내보이지 않고, 일하는 것을 싫어하긴 하지만 굴 체질 아이들처럼 게으르지는 않으면서 중압감을 받지 않고 최소한 해야 할 일을 수행한다.

어려움을 회피하는 면에 있어서 유황 체질은 반항적으로 나옴과 동시에 그의 또래나 가족구조의 불안감에서 오는 염려와 감정에서 스스로를 방어하게 된다. 아이는 종종 본능적으로 자신만의 전략을 나름대로 사용한다. 혹연 체질 아이는 가정이나 학급에서 분위기 메이커이며, 어떠한 상황도 재미있게 만들 수 있는 능력이 있다. 그에게는 익살 부리고 농담

하는 것이 실제 일을 하는 것보다 쉽게 느껴진다. 학교나 집에서의 책임을 게을리 했을 때 비난을 받게 될 경우, 또는 살얼음판 위에 있는 것처럼 아슬아슬한 상황에서 유머감각을 이용한다.

유머가 경쟁력이 되는 밝은 아이들

밝은 성격을 가지고 있지만 공부에는 전혀 흥미가 없는 게으름뱅이 여덟 살짜리 아이의 사례를 살펴보자. 어느 날 이 아이는 집에 성적표를 들고 오면서 아무렇지도 않게 활짝 웃으며 자신은 너무 행복하기 때문에 성적이 상관없다고 말한다. 부모는 아이에게 뭐라 할 말이 없다.

어른이나 아주 어린 아이나 흑연 체질은 분위기 메이커의 역할을 제대로 한다. 이들은 어려운 상황도 잘 피해간다. 네 살짜리 여자아이가 잘못을 해서 벌을 받으려는 순간, 갑자기 집을 뛰쳐나갔다. 엄마가 자신의 처벌이 너무 과했다고 느낄 때쯤 아이는 마치 벌을 기꺼이 받겠다는 태도로 엉덩이부터 불쑥 들이밀며 집에 들어온다.

대부분 흑연 체질 아이는 **뻔뻔하고 건방지고 경솔해** 보일 수 있고 자신의 잘못된 행동마저도 유머로 승화시키는 능력이 있다. 흑연 체질 아이의 유머감각은 남을 놀리거나 비웃는 유머가 아니라 말도 안 되는 상황을 웃음거리로 만들 수 있는 능력이다.

가끔씩 그들의 유머는 다른 이들의 열정을 고무시키기도 하고 유황 체질처럼 지루할 때 인생에 윤활유를 주기 위해 유머를 사용하곤 한다. 그러나 대부분의 경우 흑연 체질 아이의 유머는 공격적이기 보다는 방어적이고 개인적인 욕구에 이바지한다.

반복되는 설명이지만 유머는 흑연 체질 아이가 불리한 상황에 처해 있을 때 빠져나오기 위한 퇴각로다. 어린 여자아이가 언니나 오빠의 허락 없이 노크도 하지 않고 방에 들어가거나 식탁 위에 접시를 올려놓으려다가 실수로 깨뜨렸을 때 무익한 말싸움이 일어나기 전에 미리 곧은 자세로 태연하게 "저 때문에 죄송합니다!" 라고 말을 한다. 동물을 좋아하는 사춘기에 접어든 흑연 체질 여자아이가 아픈 강아지나 고양이를 집으로 데리고 왔는데 가족 중에 누군가가 "네가 어떻게 동물을 돌본다고 데리고 와? 너 잘 못하잖아? 이 강아지가 어떤 병을 갖고 있는지도 모르잖아" 라고 말한다면 소녀는 아마 이렇게 냉정하게 맞받아칠 것이다. "맞아요. 다른 누군가가 이 강아지에게 병이 옮기 전까지는 몰라요."

복잡한 일상생활 속에서 유머를 끌어낸다는 것은 분명히 자부심을 가질 만한 능력이다.

흑연 체질 아이의 예를 하나 더 들어보자. 유머가 넘치는 한 소년이 실외경기와 스포츠를 아주 싫어했는데, 그의 가족과 친구들 중에 유일하게 자신만 운동에 능숙하지 못했다. 그 아이는 이런 질문을 종종 받곤 했다. "왜 너는 남들이 모두 하는 배드민턴이나 축구 경기를 보고만 있는 거니?" 그러면 그 흑연 체질 아이는 이렇게 답했다. "선수들이 운동을 하면서 초조해하고 흥분하는 모습을 보고 싶어서예요."

• • •
오통통한 외모의 서민적인 타입, 정신적인 일보다는 육체적인 일 좋아해
• • •

　흑연 체질 아이들의 특징을 살펴보면, 대부분 남자아이는 외모가 투박하고 과체중인 경우가 많고, 여자아이는 오통통한 외모에 몸매가 신통치 않은 경우가 많다. 뿐만 아니라 자신이 공부를 잘해서 두각을 드러내기는 힘들다는 것을 알고 있기 때문에 타고난 유머 감각을 통해서 또래들 사이에서 부각되기를 바란다. 이 아이들은 공부를 열심히 하는 체 하거나 기본적인 변명을 늘어놓으려고 고민하려기보다는 (물론 깊이 사고하고 느낄 수 있지만) 학교에서 그리고 이후의 인생에서도 쭉 웃으면서 사는 길을 택한다.

　"태어나는 것과 죽는 것은 피할 수 없으므로 그 사이를 즐겨라"라고 한 철학자 조지 산타야나 George Santayana의 말처럼, 많은 흑연 체질 아이들은 자신들에게 적합한 이 계율을 따르는 것으로 보인다.

　신체적 증상으로는 흑연 체질 아이들 대부분이 우유를 소화하지 못하고 어릴 때 알레르기에 시달리며 청소년기에는 여드름이 난다.

　먹는 것을 좋아하지만 단 음식과 어류를 싫어하고 변비를 동반한 복통이 잘 생기는데 따뜻한 것을 먹으면 복통이 완화된다. 복부가 팽창되고, 껍질이 딱딱하고 끈적끈적한 비듬같은 것(묽은 것일 수도 있음)이 귀나 코, 그리고 눈에서 나오기도 한다. 손톱에도 여러 가지 문제가 생길 수 있는데 깨지고 무르게 변하거나 자라지 않는 경우도 있다.

가장 흔한 질환이 피부 트러블인데 입술이나 피부가 종종 갈라지는 경우가 있다. 관절이 접히는 곳, 귀 뒷부분처럼 피부가 접히는 부분에 다양한 종류의 뾰루지 같은 것들이 잘 생긴다. 또한 덜 자란 속눈썹이나 다래끼 같은 점막 내벽 주변에 통증을 느끼기도 한다.

잠자리가 더울 때나 추울 때 등 밤 시간대에 증상이 악화되고, 음식물을 섭취할 때, 신선한 공기를 마시며 산책할 때, 환부를 잘 감싸줄 때 몸의 상태가 좋아진다.

소금 체질

Natrum muriaticum

소금은 부패를 방지하고 모든 세포에 중요한 전해질의 구성요소다. 썩어 있고 죄가 많은 이 세상과 잘 어울리지 못하고 비사교적인 소금 체질은 내성적이며 소금처럼 짠 자존심을 갖고 있다. 세상을 바르게 인도하고 썩지 않게 계도하려는 사명을 가졌으며, 이 세상의 바른 소금이 되지 못한 죄책감이 있다.

소금 체질 치료제는 천일염의 파동에너지를 이용해서 만든다.

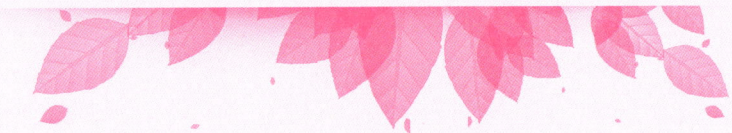

감정 표현을 못하고
내면에 꾹 쌓아두는 아이

소금 체질은 자유롭고 근심걱정이 없는 성격이라기 보다는 신중한 성격에 슬픈 인상을 주는 스타일이다. 마치 이 세상에 불만이 있거나 마음 깊숙이 슬픔을 가지고 태어난 것처럼 보인다. 이러한 비사교적인 태도는 아이가 어렸을 때부터 이루고 싶었던 꿈, 즉 세상에 도덕적인 영향을 미치는 노력을 방해한다. 소금 체질 아이가 유리한 위치에 도달하기 위해서는 먼저 반복적으로 후회하는 습관을 극복해야 하고 다른 사람에게 이 세상을 살기 좋은 곳으로 만드는 방법에 대해서 효율적으로 가르쳐줄 수 있어야 한다.

소금 체질 아이는 오래전부터 마음속에 간직해온 불만을 쉽게 잊어버리지 못하는 데서 삶의 어려움을 느낀다. 다른 어떤 체질보다도 소금 체질은 부모와의 관계에서 서먹한 감정의 상처를 안고 살아간다. 마음속 분노를 말로 표현하는 유형이 아니기 때문에, 어렸을 때부터 쌓여온 불만이 내면에서 자라난다. 자신의 감정적인 요구를 들어줄 수 없는 부모에 대해 실망하면서 부모에게 자신의 상황을 제대로 설명하지 못한다.

이런 점을 염두에 둔다면 소금 체질 아이의 언어습득 능력이 늦어지는 것은 충분히 이해할 만하다(굴 체질 치료제는 말을 시작하는 것이 늦은 아이를 도와줄 수 있다).

자신이 좋아하는 것에 관해 욕구가 있음에도 불구하고 소금 체질 아이는 그렇지 않은 것처럼 행동한다. 실제로 자기가 원하는 것을 이루게 됐는데도 기뻐하지 않으며 자신이 애정을 보인 것에 대해서 감추고 싶어 하는 경향도 있다. 예를 들어 엄마가 직업을 가지게 되면 소금 체질 아이는 이것이 자기를 버리는 것이라고 생각한다. 하지만 엄마가 집에 있으면서 아이에게 많은 사랑을 나타낼지라도 다른 형제들처럼 즐거워하지 않고 엄마가 자신을 배신했다는 감정을 계속 간직하고 있다.

소금 체질 아이는 다루기 쉽지 않다. "가만히 놔둬"라고 해서 정말 친구들이 그에게 신경을 쓰지 않고 가만 놔둔다면 이 아이는 나중에 자신의 행동에 대해 후회하면서 다른 친구들에 대해서도 섭섭해한다. 소금 체질 아이는 자신에게 필요한 어른들의 도움을 거부하고 밀어내며, 동정을 피하면서 다른 사람이 위로를 하면 화를 낸다.

그러나 이러한 행동을 정당화하기 위해서 어려움을 혼자 극복하려고 내면의 강박적인 행동을 실행하게 된다. 이것은 사악한 성향이 있어서가 아니라 성격이 복잡하기 때문이라고 볼 수 있다. 감정적인 문제를 해결하는데 혼자만의 시간이 필요하며, 내면에서 우러나오는 이해심과 애정을 갈망하는 마음을 거부한다. 이후에는 소외감으로 고통 받게 된다.

부모와의 관계에서 거리를 유지할 평계를 찾지 못했을 때, 소금 체질 아이는 어렸을 때부터 다른 상대방을 공격하는 방법을 터득하게 된다. 이 대상은 그와 경쟁 관계에 놓인 형제들이나 자기를 불공평하게 취급하는 학교 선생님일 수 있다. 그를 충분하게 인정해주지 않는 친구나 친척 또한 공격의 대상이 될 수 있다.

"미안하다고 말하느니 차라리 죽겠다"

비슷한 상황에서 다른 체질의 아이들은 괴롭힘을 당하는 것이나 질투를 동일하게 느끼고, 관심이나 논쟁, 음모에 대해 싸울 것이다. 피할 수 없는 경우에는 우호적으로 접근하는 법 등 어떠한 방법으로든지 상황에 대처하는데 있어서 성공한다. 그러나 불행하게도 소금 체질 아이는 그렇게 잘 대처하지 못한다. 소금 체질 아이는 그 순간에 행동에 대한 명확한 반응을 보이지는 않는다(상황을 만들어낸 사람과 직접적으로 맞서지는 않는다). 하지만 그의 표현되지 않은 감정의 상처가 곪아가면서 자신만의 세계관 속으로 빠져든다.

다른 체질의 아이들은 소금 체질 아이가 겪었던 어려움이 무엇이건 간에 불행한 상황으로부터 상처받았던 경험을 추려내지 못하며, 자신이 삶에서 불공평하게 대우받았다는 느낌을 갖지 않는다. 가족 내에서 가장 나이가 많고 가장 취약한 아이들은 이 체질 치료제의 대상이 될 수 있다. 자신과 다른 아이들을 위해 가족이 갈 수 있는 길을 마련해놓고, 그가 그 길을 원하든 원치 않든 가장 무거운 책임을 지고 간다. 가족과의 관계에 있어서 가끔 성숙한 이해심을 가지고 있으나 가족 간의 긴장된 상황에 쉽게 대처하지 못한다. 이 문제를 밖으로 드러내지 않아도 내면으로는 다툼이나 잠재되어 있는 적의에 많은 영향을 받고, 그 결과 몸이 잘 아프다.

그러므로 소금 체질 아이가 타당하지 않은 감정적인 주장을 한다고 비쳐질지는 모르지만, 합리적인 손실, 슬픔, 혹은 아이의 정신적 상처를 치료하는데 소금 체질 치료제가 가장 중요한 도구라고 할 수 있다.

소금 체질 아이는 아이를 방치하거나 유기·학대하는 부모, 심각한 가족 간의 불화, 알코올 중독 부모, 부모가 사망하거나 혹은 부모의 이혼에 의한 부모의 부재를 다른 어떤 체질의 아이보다 심각하게 받아들인다.

때때로 다루기 어려운 아동(더 정확하게 표현하자면, 삶을 힘들게 살아가고 있는 아동)은 극단적인 협조, 책임감, 말을 잘 듣는 행동으로 역경에 대응한다. 그는 부모의 기분을 나쁘게 하지 않으려고, 잘했다는 칭찬을 듣고 싶어서 어른이 눈길만 잠깐 주어도 바람직한 행동을 한다.

부모 혹은 교사가 평하기를 "이 아이는 과도하게 양심적이고 문제거리를 피하려고 지나치게 걱정한다" 거나 "비정상적으로 착한 행동을 한다" 라고 할 때 소금 체질 성향이 그 아이의 성격에 내재해 있다고 할 수 있다. 또한 이 체질은 과도한 자존심 때문에 고통 받기도 한다. 잘못을 인정하는 것은 수치라고 생각하며, 사과하는 것은 완전한 고문이라고 말한다. "미안하다" 라고 말하기 보다는 차라리 "죽는 것이 낫다" 라는 식이다. 그러므로 집안일을 게을리한 소금 체질 아이가 아침상을 차리지 않았다고 혼나는 경우 자기가 도와줄 차례가 아니었다고 말하면서 화내며 방어적으로 변명한다. 잘못을 인정하지는 않았지만 자신이 집안일을 게을리했다는 것을 알기 때문에 다음 며칠 동안 그는 죄책감으로 인해 누가 시키지 않아도 자신이 직접 아침상을 준비할 뿐만 아니라 더 깨끗하게 차린다. 말로 표현하지는 않지만 자신의 잘못을 행동으로 인정하는 셈이 된다.

소금 체질 아이가 우는 것은 단순히 슬퍼서 우는 것이 아니다. 감정이 북받쳐 울어도 눈물이 쉽게 흐르지 않는다. 울어도 속이 후련해지는 대신 두통이 생긴다. 때로는 분노와 좌절 때문에 목 놓아 울 수 있다. 집이나 학교에서 게임을 할 때 작은 불의에도 가장 격렬하게 반응을 보인다. "내가 이 줄에서 가장 앞에 설 차례야, 이건 불공평해!"라며 분노에 가득 찬 목소리로 얼굴과 목이 빨개질 정도로 흥분하며 불공평함에 대해 이의를 제기하는 체질이다. 하지만 소금 체질 아이가 자신만을 걱정하는 것은 아니다. 그는 규정의 공정성을 옹호하며 다른 사람들을 보호하기 위해 열렬하게 응원하면서 다른 사람에게도 관심을 보인다. "그 공은 민수 꺼야. 준아, 얼른 공을 민수에게 줘!"라고 말한다. 민수가 그와 다른 팀에 있어도 말이다.

그러므로 이 아이가 고자질쟁이나 잘난척하는 아이로 보일지는 몰라도 아이는 실제로 자신의 상처받은 정의감에 대한 보상을 받으려고 노력하는 것이다.

소금 체질 아이는 실제로 비사교적인 자의식(모든 것을 자신에게 적용시키는 것)을 가지고 있다. 소금 체질 아이는 사교적인 회합에서 완전하게 서로 편안한 분위기가 되기 전까지는(서로 잘 아는 또래 집단에서는 이런 일이 드물다)

어색한 상황이 계속 된다. 하지만 자신의 이러한 약점을 잘 알고 있기 때문에, 일정한 거리를 유지하며 서먹서먹한 관계에까지 도달하지 않으려고 노력한다. 그러므로 때때로 침묵하거나 수다스러울 수 있으며, 침묵을 유지하는 것이 첫 번째 단계이며 그 이후에는 불편함을 내색하지 않고 있다가 그가 관심을 보이는 주제에 대해서는 이야기를 너무 많이 한다. 그 이후에 갑자기 돌발행동을 후회하며 늘 하던 대로 침묵으로 다시 되돌아간다. 만일 웃기는 이야기를 하려 하거나 불안한 웃음소리를 낸다면, 또는 너무 크게 웃는다거나 웃는 횟수가 지나치게 많아진다면 이것은 억지로 그러는 것이다.

눈을 잘 마주치지 않으려 하고 사회 부적응 성향 보여

소금 체질 아이는 자신의 옳은 행동이나 옳은 말에 대해 누군가 관심을 보이거나 도움을 주려 하는 걸 싫어한다. 때때로 이러한 사회 부적응성은 아이의 눈을 통해서도 볼 수 있는데, 그가 가장 신뢰하는 친구들을 제외한 모든 사람들과는 시선을 피하려는 경향이 있다. 눈이 자신의 감정을 있는 그대로 노출시킬 것 같기 때문이다. 그래서 말할 때 시선을 바닥에 두거나 왼쪽이나 오른쪽으로 회피하곤 한다. 아이는 무의식적으로 즐거움과 열정을 눈과 얼굴로 표현하지만 눈을 마주칠 경우 그가 느끼고 있는 불편함이나 악감정을 숨길 수 없게 되는 것을 두려워한다.

　소금 체질 아이는 솔직하게 말을 하지는 않더라도 표정을 통해 자신의 감정이 쉽게 읽히기 때문에 속에 담아두고 말하지 않는 불만도 남들이 쉽게 알아챈다. 소금 체질 아이는 감정을 잘 감추지 못하기 때문에 곤경에 잘 빠진다. 만약 싫어하는 교사가 있다면 그 과목의 점수는 낮게 나올 것이다. 그가 자신의 진심을 감추고 자신은 잘못한 것이 없다고 주장하기 때문에 점수가 낮게 나온 것을 매우 불공평하다고 생각한다.

　때로는 옷 입는 방식이 유행에서 크게 벗어난다. 심지어는 수개월 동안 계속 자신이 좋아하는 옷만 입는 경향이 있다. 소금 체질 소녀들 중에는 옷을 멋있게 입는 아이들이 거의 없다. 인 체질 또는 비소 체질 아이 같이 옷을 잘 입는 감각이 없기 때문에 옷을 제대로 갖춰 입지 않거나 불필요하게 차려 입는 경향이 있다.

　소금 체질 여자아이는 심각하고 중요한 일을 많이 생각하기 때문에 때로는 허영심을 경멸한다. 유황 체질 남자아이와 마찬가지로 소금 체질 여자아이는 옷 입는 방식이 자기 원칙과 확신 그리고 내면을 반영해야 한다고 생각한다. 예를 들어 자신이 불만을 가지고 있다는 의사표시를 하는 방법으로 옷을 제대로 갖춰 입지 않거나 어둡게 입는다. 그러나 역으로 머리를 묶고 옷이나 장신구로 치장하는데 많은 시간을 할애하거나 학교에 입고 갈 청바지나 티셔츠를 너무나도 신중하게 고르는 아이들도 종종 있다.

　소금 체질 여자아이는 비소 체질 아이만큼 세심하며 다른 체질 유형의 아이들이 제대로 신경 쓰지 못하는 자신의 몸단장의 어떤 특수한 면에 관하여 민감하기 때문에 그 민감한 면을 보완하려는 시도로 옷을 신중하게 고른다.

사회 적응에 대한 두려움 때문에 남들과 다르지 않음을 강조하는

남자같은 여자아이와 소금 체질 아이는 밀접한 관계가 있다. 전형적인 예를 들자면 만화《피너츠》의 캐릭터인 페퍼민트 패티의 옷이나 행동, 취향이 이것을 말해준다(페퍼민트 패티는 야구를 좋아한다). 또한 소금 체질 아이는 다른 체질의 또래들과 같이 많은 시간을 보내면서 우정, 사랑, 고난에 대하여 진지한 대화를 해보지만 그러한 노력에도 불구하고 그들과 함께 어울려서 노는 것이 어색하고 힘든 일이 될 수 있다.

대부분의 아이들이 자신은 특별하다고 생각하지만, 소금 체질 아이는 자신이 여러 다른 체질 아이들과 다르지 않다는 점을 강조한다. 남들과 다르다는 것과 사회 적응에 대한 두려움이 있기 때문이다.

그러므로 동종요법 상담시간에 소금 체질 아이들에게 좋아하는 온도, 계절이나 시간을 물어보면 "대부분의 사람들과 마찬가지로 너무 덥거나 춥지 않은 계절을 좋아하고, 방과 후 저녁 시간을 가장 좋아합니다" 라고 대답할 가능성이 높다.

또는 자주 목이 마른지의 여부를 물어보면 "저는 물을 많이 마시지만 다른 사람과 마찬가지로 정상적이며 당뇨가 있는 것은 아닙니다"라고 대답한다. 기호식품에 대해 물어보면 "저도 다른 애들처럼 초콜릿이나 감자 칩 좋아해요"라고 대답할 것이다.

이러한 대화를 하는 동안 아이는 매우 불편해하며 대답할 때 땅을 쳐다보고 있을 것이다. 만약에 이 아이가 모자를 쓰고 있다면 시선을 피하기 위해 모자를 더 눌러쓴다. 별로 놀랍지 않게 이 아이가 학교생활에 적응하는데 어려움을 느끼는 경향에 비추어 (대부분 이러한 것은 내면의 외로움과 혼합되어 있는 경우가 많다) 소금 체질 아이는 근거 없는 희망이나 바람대로 자신의 삶을 살아갈 수 있다고 생각하며 거기에 집착한다.

도시에 사는 아이가 조랑말을 소유하는 꿈을 꾸며 많은 시간을 보낸다. 그는 이미 자신이 도시에서 말을 키우며 살 수 없다는 것을 알고 있지만 비현실적인 희망에 집착하면서 많은 시간을 낭비한다.

이러한 비현실적인 희망에 집착하기 때문에 그는 자신 앞에 놓여 있는 현실적으로 이뤄질 수 있는 행복을 놓치고 살아간다. 또한 실제 환경에서 성취할 수 있는 일이 많음에도 불구하고 비현실적인 희망과 꿈에서 더 큰 만족감을 느끼는 경우가 있다.

현실에 잘 적응하지 못하고
미래의 비현실적인 희망에 집착

　한 아이가 해마다 학생회장으로 당선되기를 희망했다. 아이는 마침내 5학년 때 그 꿈을 이루게 되었다. 하지만 그 다음해에는 학생회장에 출마하는 것을 거절했는데 그 이유는 자신이 이루었던 일에 대한 흥미가 떨어졌기 때문이다. 그것은 이미 자신이 지고 있는 고된 삶에 또 다른 짐이 되었다. 그리고 이제는 나중에 대통령이 되는 행복한 꿈속에 살아간다.

　소금 체질 아이는 의무에 충실한 아이, 믿을 만한 친구, 건전하고 미래지향적인 가치관을 가진 아이로서 또래 아이와의 관계에서 안정성과 신뢰성을 찾으려 노력한다(상대적으로 인 체질 아이는 다양성이나 재미를 찾는 경향이 많다). 그러나 이러한 특성에도 불구하고 소금 체질 아이의 내적인 정서 상태는 상당히 불안정하다.

　과도한 열정을 가지고 있으나 많은 사람들에게 실망하고, 따뜻한 동료애를 구하거나 너무 자기주장만 하다가 불안정해지고, 친구들과 잘 지내다가 갑자기 이상하고 충동적인 행동을 자주 한다.

　열정 또한 예측할 수 없다. 다른 사람들과의 관계를 좀 더 쌓고 싶은 마음이 있다가도 바로 그 다음날에는 또래들에게 무관심해진다. 이것은 자신의 성장을 위하여 필요한 관계를 끊고 다음 단계로 가는 것이지만 그 전의 관계가 그를 붙들고 있기 때문에 소금 체질에게는 문제가 된다.

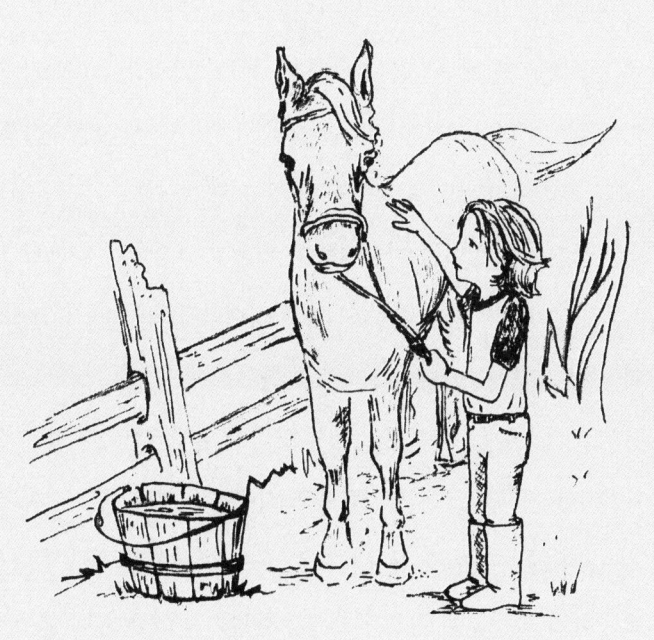

도시에 사는 아이가 조랑말을 소유하는 꿈을 꾸며 많은 시간을 보낸다. 아이는 도시에서 말을 키우며 살 수 없다는 것을 알고 있지만 비현실적인 희망에 집착하면서 많은 시간을 낭비한다.

현실과 잘 어울리지 못하는 관계로 이러한 비현실적인 희망에 집착하며 자신 앞에 놓여 있는 현실적으로 이뤄질 수 있는 행복을 놓치고 살아간다. 또한 실제 환경에서 성취할 수 있는 일이 많음에도 불구하고 비현실적인 희망과 꿈에서 더 큰 만족감을 느끼는 경우가 있다.

소금 체질의 이러한 성향은 인간관계에서와 마찬가지로 동물과의 관계에도 영향을 미친다. 소금 체질 아이는 다른 친구들에게 주지 못한 애정을 자신이 기르는 애완동물에게 쏟는 경우가 있지만 그러다가도 갑자기 흥미를 잃어버린다(사실 개나 말 같은 애완동물에게 과도한 애정을 주는 것은 소금 체질 아이의 성향이며, 고양이를 좋아하는 아이들의 경우는 비소 체질에 해당한다).

이러한 급진적인 변화는 미술작품이나 음악을 감상할 때에도 보여준다. 소금 체질 아이는 한때 팝송 CD를 수집했다가 모두 버리고 재즈음악이나 바하 같은 고전음악에 심취하기도 한다.

소금 체질 아이들은 예측 못할 행동을 하며 불합리한 상황에서 분노를 폭발시키거나 예기치 않은 불안감을 드러내기도 한다. 책임감이 강하고 화를 잘 내지 않는 아이가 갑자기 자기 옷이 이상하다고 다시 바꾸어달라고 요구하거나, 부모가 작은 일에 협조해달라고 말했을 때 갑자기 이유 없이 화를 내서 부모가 달래도 소용 없는 경우가 있다.

부모가 위로해주면 "저리 가! 나는 엄마 아빠를 증오해. 나는 못 생겨서 어떤 옷도 맞지 않아. 나는 죽어버렸으면 좋겠어"라고 말한다.

갑자기 분출하는 소금 체질 아이의 분노나 성급한 행동은 예전의 어느 시기에 일어난 아이의 슬픔이나 좌절, 분노나 실망이 지금에서야 행동으로 표현되는 것이라 생각하면 이해할 수도 있다.

소금 체질 아이는 상처를 입었거나 문제가 생겼을 그 당시에는 자신의 감정을 표출하지 않는다. 심지어 좋지 않은 상황을 끝까지 참는 경향이 있다. 하지만 몇 년이 지난 이후에 갑자기 슬펐던 일을 기억하면서 적절치 않은 상황에 예전에 좋지 않았던 자신의 감정을 표출하기도 한다.

소금 체질 아이의 환경은 아이가 사춘기로 접어들 시기에 감정의 표출이 두드러진다. 이러한 현상은 특히 여자아이들에게 많이 나타난다.

사춘기에 접어든 10대를 다루기 어려운 것은 그들이 반항적이기 때문만은 아니다. 이들은 다른 어느 누구도 도와줄 수 없을 만큼의 우울함과 내성적인 성격을 가지고 있을 수도 있다. 더 나아가서는 잠재되어 있던 성격이 강력하게 표출될 수 있는 시기이기 때문이다. 또래집단과 제대로 어울리지 못하거나 자신의 행동이 다른 사람에게 인정을 받지 못한다면 소녀는 스스로 고립되고 비판적이며 불만이 많은 성격으로 변한다.

도덕적인 사명감이 너무도 투철한

비소 체질 아이처럼 높은 기대를 품고 사람들을 사귈 수 있다. 하지만 비소 체질 아이는 사귀는 아이가 수준 이하의 자질을 보이면 자기 감정을 솔직하게 이야기하고 그 친구와 헤어지는 경향이 있지만, 소금 체질 아이는 친구에게 얼굴을 맞대고 다시 만나지 말자고 솔직하게 이야기를 하지 못하고 혼자서 속앓이를 한다. 이러한 상황을 결국 혼자 감당해내는 아이는 외로움과 소외감을 느끼며 상처를 고스란히 혼자 떠안게 된다.

이 단계에서 아이는 부모와의 마찰도 잦아지고 부모가 자기 인생을 결정하려 한다고 생각하여 부모와의 관계에 심각한 균열이 생긴다. 이렇게 불만족스러운 관계가 지속되면 아이는 좀 더 권위적으로 나올 수 있는 방안을 찾게 되며, 자신이 어른인 것처럼 모든 것을 결정하려는 성향을 보일 것이다.

전반적으로 소금 체질 아이는 인류의 복지에 대해 끊임없이 근심하며 영원히 자신의 주변에 있는 모든 사람들에게 긍정적인 영향을 주려고 노력한다. 세상 사람들이 정서적으로 해방되지 못했거나 영적으로 충분히 진화하지 않았기 때문에 이런 상황을 바로잡는 것이 자신의 도덕적인 사명감이라고 생각한다. 예를 들어 소금 체질 소녀가 보수적이고 구세대적인 사고방식을 가진 부모에게 뉴에이지 자기계발 그룹 모임의 필요성에 대해 설득하고자 마음을 먹었다면, 아이의 부모가 관심도 없고 아이의 설득에 넘어오지 않더라도 끝까지 노력하여 부모를 설득시키는데 성공한다. 다른 유형의 아이라면 그런 설득이 쓸데없다고 느끼겠지만 소금 체질 아이는 그렇지 않다. 소금 체질을 가진 한 대학생은 어린 시절에는 부모의 지도를 강하게 거부하면서 성장했지만 대학생이 된 뒤 이제는 자신의 인도 스승의 가르침에 따르도록 부모를 설득하기 위하여 모든 지적인 에너지를 다 사용한다.

이런 특성과 증상을 가진 아이에게 소금 체질 치료제를 처방하면 6주 후에 이 아이는 그 약의 효과가 얼마나 좋은지와 더불어 부모와의 관계가 과거 어느 때보다 더 좋아졌다고 고백한다. "소금 체질 치료제가 제 태도를 완전히 바꿔줬어요. 제가 부모님을 바꾸려고 한 것은 잘못이었어요.

지난 몇 주 동안 명상하면서 깨달았어요. 다음 세상에서는 제가 스승이 되고 부모님이 저의 제자가 되어 가르침을 따를 수밖에 없을 것입니다"라고 말한다. 소금 체질 아이는 사회적·환경적·도덕적인 면에서 부모의 좋은 특성을 잘 따라하지만 인생에서 가장 배우기 어려운 교훈은 자기 고유의 방식으로 배울 자유가 있다고 고집하면서 자신이 실수를 통하여 배우는 동안 다른 사람들도 반드시 꼭 같은 일을 당해야 한다고 주장한다.

소금 체질 아이는 아침에 일어나는 속도가 느리거나 자주 우울함을 느끼는데 오후 늦은 시간이 되면 정신이 맑아진다. 더위나 습도를 참지 못하며, 햇빛에 노출되면 항상 두통이 생기고 살이 부풀어 오르거나 두드러기가 생기기도 한다.

식사습관이 불규칙하여 변비에 자주 시달리며 아침을 거르거나 식사를 하지 않을 때에 편안함을 느끼는 성향이 있다. 어떻게 보면 소금 체질 아이의 두통은 아침을 거르거나 식사를 하지 않는 불규칙한 식사습관 때문에 생기는 것일 수도 있다.

갈증을 아주 잘 느끼지만 다른 음료나 물을 마시는 것으로 목마름이 잘 해결되지는 않는다. 더 나아가서 좋아하거나 싫어하는 음식을 결정하는 데 있어서 그 기준이 철학적이거나 이데올로기적인 믿음 또는 자기부정의 형태에 근거를 두는 경향이 있다. 예컨대 아이가 육식을 좋아하더라도 동물의 권리를 위하여 채식주의자로 살아가는 방식을 택하기도 한다.

염분이 많거나 바삭바삭한 과자 종류와 초콜릿, 빵과 스프를 즐겨 먹는다. 그 중에서도 초콜릿 칩 쿠키를 가장 선호한다.

소금 체질에게
나쁜 환경과 좋은 환경

소금 체질 아이는 소음에 약하며 바닷가에 가면 상태가 악화되는 특이한 특성을 갖고 있다. 아름다운 음악이 자신의 열망과 슬픈 생각을 떠오르게 하는 경향이 있어 상태를 악화시킨다. 오전 10시쯤 심한 감정, 동정이나 위로는 소금 체질 아이에게 나쁜 영향을 준다.

그러나 탁 트인 곳에서 상쾌한 바람을 쏘이거나 비 오는 날 무언가에 등을 기댈 때(포대기에 싼 유아처럼), 휴식과 심호흡할 때 상태가 호전된다.

오징어 체질

Sepia

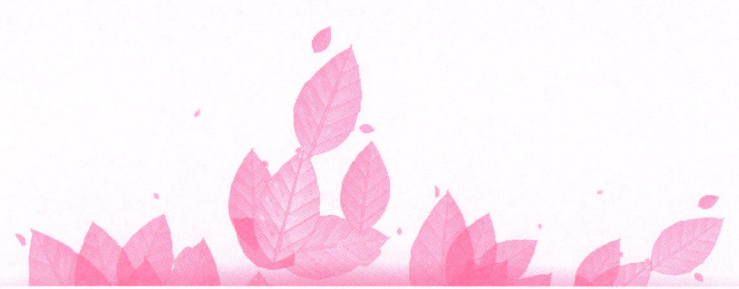

오징어는 자기보다 강한 외부의 적으로부터 공격받았을 때 먹물을 내뿜고 도망친다. 스트레스에 약하고 성질이 까칠한 오징어는 수조차에 싣고 이동하는 동안에 많이 죽는다. 이를 방지하기 위해서 수조에 갈치를 넣으면 공포 속에서 갈치를 피하려고 활발히 움직여 운동하므로 오히려 오징어의 생존율이 높아진다. 오징어 체질은 자신만의 시간과 생활 공간이 필요하고, 그렇지 못할 경우 스트레스를 심하게 받는다. 지능이 좋고 자신감이 넘치며, 어떤 일이라도 하는 것이 집에서 가만히 있는 것보다 좋다. 운동을 해야 몸의 상태가 좋아지고, 자존심을 상하게 하는 상대에게는 오징어처럼 먹물로 톡쏘는 성질이 있다.

오징어 체질 치료제는 오징어 먹물의 파동에너지를 이용해서 만든다.

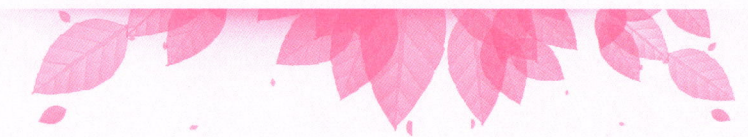

여성 체질로 신중하며 내향적인 성향, 첫 만남은 어색하지만 갈수록 친해지는

오징어 체질 아이와 소금 체질 아이는 서로 닮은 점이 많다. 같은 종류의 우울함을 느낀다거나 사회적으로 적응하는 데 어려움을 느끼는 것 등을 들 수 있다. 오징어 체질은 자기 지능에 대해서 자신감을 가지고 있음에도 불구하고 사회적 적응을 어려워한다. 부모, 교사, 혹은 친구들이 자신의 가치를 몰라주고 이해해주지 않는다고 불만스러워하고 또한 세상이 자신을 적대시한다는 느낌을 갖기도 한다.

오징어 체질 아이와 소금 체질 아이의 명백한 차이점 한 가지를 찾아보자면, 오징어 체질 아이는 솔직하고 명백하게 자신의 관점을 이야기하는 반면에 소금 체질 아이는 자기주장이 불분명하며 회피하는 성향이 있다는 점이다. 오징어 체질 아이는 자신이 어느 위치에 있는지를 잘 파악하는 편이며, 대부분의 문제에 자기입장이 분명하다. 그리고 자신의 감정에 대해서 꾸밈이 없다.

소금 체질 아이는 자의식이 강하고 죄책감에 자주 시달리며 다른 사람에게 상처주지 않으려 하고 자신을 정상화시켜 다른 사람과 어울리려고 노력한다. 그러나 가끔씩은 자신이 추구하는 것이 무엇인지, 무엇이 자신을 그렇게 행동하게 하는지에 대해 주위 사람들을 혼란스럽게 만든다.

소금 체질 아이가 즐거움을 찾는 내향적인 스타일이라면, 오징어 체질 아이는 보다 신중하며 진지하고 내향적인 성향을 가지고 있다.

물론 오징어 체질 아이가 나가서 노는 걸 주저하는 것은 때때로 체력이 약하기 때문이지만 파티에 가거나 운동장이나 체육관에서 운동을 할 때는 (한 번 아드레날린이 분비되기만 하면) 또래들과 즐거운 시간을 보낼 뿐만 아니라 열정적이며 굉장한 의욕을 보이는 경향이 있는데 이러한 성향이 때로는 과도하게 보일 때도 있다. 체력적으로 힘들어하는 오징어 체질 아이에게 운동보다 더 좋은 약은 없다. 오징어 체질 소녀들에게는 춤이 특히 좋다. 이 체질은 음악에 민감하고 특히 리듬과 춤을 무척 좋아한다.

오징어 체질 아이가 가족에게 불평을 늘어놓을 때는 에너지가 넘친다.

예를 들면, "지희가 나한테 못되게 굴어요. 그리고 아무도 나를 초청하지 않고 나랑 놀아주려고 하지 않아요"라고 말하거나 혹은 "학교생활이 재미없어요. 선생님께서 저희한테 숙제를 너무 많이 내주세요"라거나 "여하튼 선생님은 저를 싫어하시나 봐요"라는 식이다. 혹은 자기 자신을 비판하며 "나는 제대로 하는 것이 없어요. 무엇 하나 제대로 하는 것이 없어요. 내 인생은 실패작이에요"라는 말을 한다. 이러한 생각은 대체로 아이가 집에 있을 때 하는 생각이고, 학교생활에서는 만약 어떤 아이가 "내 생일파티에 너를 초대하지 않을 거야"라고 말하면 여덟 살짜리 오징어 체질 아이는 "괜찮아. 어차피 너네 집에 가기 힘들어. 왜냐하면 우리 엄마는 네가 어디에 살고 있는지도 모르셔"라고 톡 쏘면서 대답함으로써 체면을 살린다.

영리하며
과분한 칭찬은 싫어해

오징어 체질 아이는 영리하다. 여자아이는 예술적인 적성을 나타나며 여자아이와 남자아이 모두 성취감이 강하고 지적인 일을 성취했을 때 육체적인 활력을 얻고 자부심을 느낀다. 이들은 영리하기 때문에 나중에 자라서도 상황을 통솔할 수 있는 능력까지 가지고 있다. 여자아이는 자신의 형제 자매나 심지어는 부모까지 통솔할 수 있는 능력을 보이며, 남자아이는 전 가족의 생활을 조율하려 한다.

소금 체질 아이와 유사하게 오징어 체질 아이 또한 실수와 사과하는 것을 싫어하며(실수를 인정할 수밖에 없을지라도), 사과하는 것은 자기 자신의 가치를 떨어뜨린다고 생각한다. 그러나 항상 정직해야 한다는 신념이 있기 때문에 자기에게 과분한 칭찬은 불편해한다. 아이가 학교에서 그린 그림을 보고 부모가 칭찬을 하면 아이는 "사실은 그림 그릴 때 선생님께서 많이 도와주셨어요"라고 고백한다.

오징어 체질 아이는 자신의 말을 반박하는 것을 참을 수 없다. 이러한 경우에는 갑자기 화가 나서 울음을 터뜨리거나 열렬한 논쟁을 펼치게 된다. 하지만 이것이 운명이라고 생각하면 순교자 역할도 즐겨 받아들인다. 이러한 개인적인 성향은 《피너츠》만화의 루시 반 펠트라는 캐릭터에 잘 반영되어 있는데, 이 아이가 오빠와 함께 빗방울이 부딪치는 창문을 바라보며 마치 하늘이 의도적으로 자기가 노는 것을 방해하기라도 하듯이 일요일에는 항상 비가 온다고 불평을 한다. 하지만 루시의 오빠인 라이너스는 일요일에 항상 비가 오는 것은 아니라며 저번 주 일요일에는 날씨가 좋았다고 말한다. 이 말이 끝나려는 찰나에 루시는 주먹을 쥐고 어두운 표정으로 오빠를 노려본다. 그러면 라이너스는 곧바로 꼬리를 내리며 "루시, 네 말이 맞아. 일요일에는 항상 비가 오네"라고 말한다. 이 말을 들은 루시는 흐뭇해한다.

주로 좌뇌를 사용, 좌측 편두통 흔함

실제 삶에서 좌뇌를 많이 사용하는 경향이 있는 오징어 체질 아이들은 좌측 편두통을 앓기 쉽다. 오징어 체질 치료제를 투여한 후 좌측 편두통이 근본적으로 완화된 아이가 있었는데, 엄마가 아이를 편하게 쉬게 하기 위해 방을 살금살금 빠져나가고 있을 때 아이는 엄마에게 "제 편두통이 다 나았다고 생각하지 마세요"라고 외친다. 이러한 성향을 보이는 아이가 바로 오징어 체질이다.

소금 체질처럼 오징어 체질 또한 자기 자신이 부모에게 상처 받았거나 방치되고 있다는 느낌, 만성적인 슬픔, 상실, 원한을 잘 나타내는데 이런 아이에게 오징어 체질 치료제는 좋은 처방이 된다. 예를 들면 부모가 일하거나, 여행하거나, 이혼할 때, 친척이나 돌보미 또는 유아원에 맡겨진 경우 등이다. 이런 경우 아이는 때로 이 세상에 대한 부정적인 태도를 가질 수 있고 근거도 없이 부모의 사랑이나 가정생활을 부담이나 두려움으로 생각하기도 한다. 그리고 이러한 느낌이 실제로 친구를 사귀는 데에 있어서도 나쁜 영향을 끼친다고 생각한다. 아이의 불행과 불만의 근원까지 접근하기는 어렵지만 아이의 부정적 감정은 오징어 체질 치료제를 사용하면 어느 정도 완화시킬 수 있다.

아이에게 다음과 같이 낙관론자와 비관론자의 일화를 예로 들려주면 긍정적인 변화를 이끌어낼 수 있다.

어린 소년 둘이 말똥이 가득한 마구간을 치우라는 지시를 받았다. 비관론자 아이는 마지못해 일을 하다가 멈추고 불평하기를 "여기를 왜 치우라고 하는 거지? 우리는 절대 일을 끝내지 못할 거야. 너무 지겹고 할 일도 많아." 하지만 낙관론자 아이는 더 열심히 청소하면서 말하기를 "이렇게 말똥이 많은 것을 보니 분명히 여기 어딘가에는 조랑말이 들어 있을 거야!"라고 말한다.

오징어 체질에게 나쁜 환경과 좋은 환경

오징어 체질 아이의 가장 흔한 신체적인 증상은 변비, 우유 과민증(우유는 코막힘이나 변비를 유발한다), 좌측 편두통, 피부발진 (반점이나 두드러기, 청소년 여드름 유발), 환절기에 감기에 자주 걸리거나 야뇨증에 시달린다(그러나 밤 11시 이전에 침대가 젖으면 아침에 일어날 때쯤엔 침대가 건조해진다).

대개는 천둥치기 전에 몸상태가 더 나빠지지만 일단 천둥이 치기 시작하면 좋아진다. 따뜻한 데서 낮잠을 자고나면 증상이 좋아지고 인 체질처럼 시원한 음료를 좋아하는 편이나 실제로는 따뜻한 음료수를 마시면 몸의 상태는 더 좋다.

오징어 체질은 특히 열심히 운동하면 증상이 좋아진다.

인
체질
Phosphorus

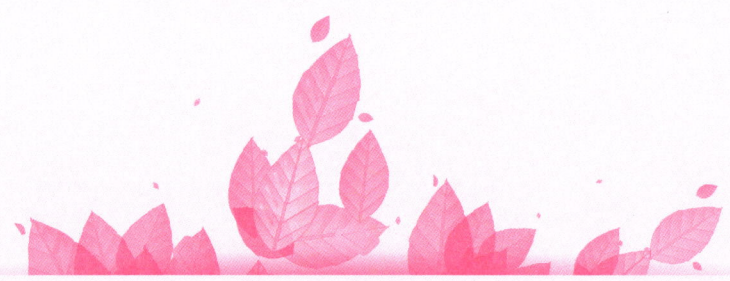

성냥의 원료인 인은 금성처럼 '빛을 가져오는 것' 이라는 어원을 갖고 있다. 인은 세상에 빛과 색을 따뜻하게 전달하는 신비스러운 원소이자, 화학적으로도 매우 흥미로운 특성을 보이는 원소다. 인 체질은 모든 사람과 잘 소통하는 연예인 같은 체질로, '성냥 체질' '탤런트 체질' 이라고 부를 수 있다. 인생에서 빛나고 환한 일만 찾으며, 너무 빛에 노출돼 정신이 불안정하고 주위의 영향을 잘 받으므로 두려움도 많다. 약간 영적인 능력도 있다.

인 체질 치료제는 인의 파동에너지를 이용해서 만든다.

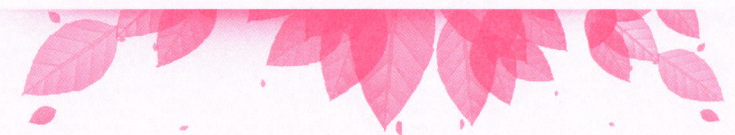

공부나 일을 재미로 승화시키는 연예인 스타일

인 체질 아이들은 민감하고 감수성이 풍부하며 다른 사람들의 파장에 섬세하게 대응한다. 인생에서 그의 주요 관심사 중 하나는 친구와 가까이, 친숙한 교감을 확립하고 유지하는 것이다. 다른 사람을 사랑하고 다른 사람의 인정을 받는 데 모든 노력을 아끼지 않는다.

어머니와 같은 사랑의 대상 인물 주위를 맴돌면서 안아주고 뽀뽀해주고 토닥여주고 사랑스럽게 어루만져주고 사랑의 말을 속삭이게끔 만든다. 적극적으로 구애하든 또는 그것에 남몰래 끌리든, 이 유형의 어린이들은 어려서부터 자신에게 관심이 쏠리도록 만든다. 그는 매혹적인 외모와 밝은 태도, 특히 빛나는 눈으로 매력을 발산한다. 심지어 지나가는 행인들도 외친다. "예쁜 아이네요!" 또는 "아유~ 눈이 너무 예쁘네요!"

인 체질 아이는 주목받기 위해 기민하고 우아한 매력을 발산하면서 사람들이 본능적으로 빠져들게 만든다. 그리고 자신이 다른 사람에게 어떤 인상으로 비쳐지고 있는지 항상 의식한다. 인상은 그가 영향력을 행사하려는 곁눈질을 보면 알 수 있다. 다 안다는 듯한 표정과 비위를 맞추고 만족해하는 표정을 봤을 때 그는 온전히 다른 사람의 마음을 끄는 방식으로 행동하는 것이 분명하다.

걱정이 없고 쉽게 외부 영향을 받는 아이는 무엇보다도 행복을 추구한다. 이것 때문에 그는 슬픔을 머물게 하지 않는다. 어떤 말다툼 뒤에도 화해할 준비가 되어 있고 호된 질책을 받더라도 반발하는 마음을 오랫동안 품지 않는다. 인 체질 아이는 "네 방에 가 있어"라는 벌을 받았을 때, 거기서 태연하게 노래를 부르거나 그림을 그리기 시작할 것이다. 즐겁게 그린 그림을 들고 나와 벌을 내린 부모에게 아무 일도 없었던 것처럼 그것을 보여준다.

한편, 인 체질 아이는 못마땅하거나 망신스럽더라도 얼른 다른 이들의 호감을 받기 위해 감정을 숨기기도 한다. 행복해지기 위해서 다른 이들의 기분과 기대에 즉각 반응을 보인다.

• • •
학교가 사교장, 학교가는 것이 즐거운 아이
• • •

게다가 일을 놀이로 변형시키는 데는 인 체질 아이처럼 명수가 없다. 인 체질 아이에게 학교는 수많은 친구들을 매일 만나서 끝없이 사교생활을 할 수 있는 재미있고 흥미로운 장소다. 수학이나 철자 연습이나 역사 수업을 연극으로 해 보임으로써 숙제를 게임으로 만들기까지 한다. 집에서 성가신 잡일을 해야 하는 경우에는 다투거나 반항하지 않고 그냥 살며시 사라진다. 책임을 회피할 수 없을 땐 창의적으로 접근한다. 이것이 또 인 체질 아이의 능숙한 능력이기도 하다.

인 체질 남자아이는 방청소를 할 때 가구들을 예술적으로 재배치할 것이다. 여자아이는 자기 방을 청소할 때 책상 위에 꽃을 놓거나 매력적으로 탁자 물건을 배열할 것이다.

인 체질은 그 어떤 다른 방식으로도 인생의 즐거움이 축소되는 것을 싫어한다. 인 체질 남학생은 짊어져야 할 책임감 때문에 선거에 출마하는 것을 거절하기도 한다. 그는 의무라는 족쇄에 갇혀 다른 사람의 부러움이나 반발의 대상이 되는 것보다는 친구들 사이에서 인기를 누리고 학교에서의 무모한 장난을 즐길 수 있는 '자유'를 더 추구한다.

지적 추구에 관심이 있는 어린아이의 경우 책을 크게 읽어주면 아주 좋아하며, 좀 나이가 있는 경우에는 판타지나 소설에 몰두하는 등 상상력을 사로잡는 것이면 그 어떤 것도 다 좋아한다. 하지만 일관된 노력이 요구되는 것들은 좋아하지 않는다. 예를 들어, 악기를 배울 때 재능이 있는 아이는 어느 정도는 열심히 연습할 것이다. 그러나 조금 배우고 나면 집중력이 떨어지고 흥미를 잃는다. 대신 레슨이나 연주회 때 자신의 선천적인 예술적 재주를 믿는다. 퍼포먼스가 완벽하지 않더라도 남에게 자신의 연주가 좋았다고 생각하게 만들 수 있는 매력을 발산한다.

인 체질 아이는 약자를 괴롭히는 일은 절대 하지 않는다. 야비하지는 않지만 그렇다고 꼭 천사인 것은 아니다. 남을 놀리거나 농담을 하다가 해야 할 일이 생기면 사라지고 윗사람에게 짓궂은 장난을 치는 경우에 무례한 방식이 아니라 꽤 재치있게 해낸다.

한 살도 안 된 걷지도 못하는 인 체질 아이는 다른 사람들이 자신을 부르면서 찾을 때 옷장과 같은 공간에 기어 들어가 자신의 영리함에 대해 기뻐서 깔깔거린다.

인 체질 어린이는 누군가가 전화를 해서 자신을 다른 사람으로 착각하는 경우 이런 황금 기회를 놓치지 않고 설득력 있게 그 사람 역할을 잘 해낸다.

여기에 딱 들어맞는 사례가 있다.

어느 교회 목사가 부활절 꽃 준비를 맡아줄 사람을 찾기 위해 교구 주민에게 전화를 했다. 어린 아들의 목소리를 교회 성도로 착각한 목사에게 아이는 "도와드릴 수 있게 되어서 기쁩니다"라고 기다렸다는 듯이 대답을 했다. 그러면서 "그런데 올해는 변화를 좀 주어서 뭔가 다른 것으로 중앙 제단을 꾸미면 어떨까 하는 생각이 듭니다. 야채 같은 걸로 하면 어떨까요?"라고 말했다.

"야채?" 목사가 깜짝 놀라서 물었고, 아이는 자연스레 답한다. "네. 봄 양파들, 파릇파릇한 홍당무들, 아스파라거스들이 땅을 뚫고 나오고 있습니다. 제 생각엔 이 야채들이 교회와 아주 아름답게 조화를 이룰 것 같습니다."

"하지만, 성도님… 무슨 말을 하시는 겁니까? 부활절 장식으로 무와 파를 쓸 수는 없잖아요!"

"왜 안 되는지 모르겠군요. 야채도 주님의 창조물입니다. 전통에서 벗어나야 할 때입니다. 사람들은 매년 똑같은 백합에 지겨워하고 있습니다."

연습하지 않아도
체질적으로 거짓말을 잘하는 아이

감정을 노골적으로 드러내지 않는 인 체질 아이들은 실제 감정이나 의도를 확실하게 감출 수 있다(물론, 감정 노출이 투명한 인 체질 아이도 있다). 인 체질 아이는 자신이 어떤 일을 저질러 문제가 된 불쾌한 상황에서 그 자리를 회피해야 할 때, 벌주는 사람에게 최대한 결백하고 정직한 표정을 지으면서 완벽한 거짓말을 조작한다. 뛰어난 상상력을 갖고 있어 상대방을 속이는 것이 아주 자연스러우며, 지루한 과업을 끝내지 못한 이유에 대한 설명을 즉석에서 능숙하게 잘 지어낸다. 터무니없는 거짓말로 어려운 상황에서도 잘 벗어난다. 당신을 쳐다보는 그 크고 깨끗한 눈을 볼 때, 당신은 그 아이가 사실을 말한다고 느낄 수밖에 없다. 인 체질 아이가 더 결백해 보일수록, 그는 일반적으로 더 많은 거짓말을 하고 있을 수도 있다.

인 체질 아이는 연습하지 않아도 체질적으로 거짓말을 예술적인 경지로 승화시켜 성공할 수 있다. 이 특성은 죄가 없는 데도 죄를 지은 것 같이 보이고 사소한 거짓말을 하고도 항상 들통이 나는 소금 체질과 직접적으로 대조를 이룬다. 소금 체질 아이에게는 인 체질 아이가 갖고 있는 가장하고 꾸미는 재능이 없다. 소금 체질 아이의 죄책감은 특이해서 자기 주위의 사람이 불행하면 그 원인이 자신 때문이라고 생각할 정도다.

사실 재주를 부리는 것에 관해서, 인 체질 아이는 무척 자연스럽다. 익살스럽고 재미있는 연극이나 방송에서 출연자가 대본과 상관 없이 하고 싶은 대로 하여 나머지 화려한 배역을 가리게 했던 스누피처럼 인 체질은 항상 분위기와 느낌을 극적으로 보이게 할 준비가 돼 있어 눈길을 끌고 관심을 독차지하는 성향이 있다.

인 체질 여자아이가 학교에서 뮤지컬 주인공으로 선택되었다면 너무 기쁜 나머지 발끝으로 빙빙 돌면서 소리칠 것이다. "나 좀 봐! 학교 연극의 주인공이 됐어! 너무 기뻐서 참을 수가 없어!" 어린 소녀라면 상을 타거나 경기에서 이긴 흥분감에 칭찬하는 관객이 없어도 집이나 학교에서 기뻐서 날뛸 것이다. 어린 소녀는 자신이 행복할 때는 언제든지 밖으로 뛰어나가 좋아하는 나무 주변에서 즐겁게 춤을 출 것이다.

반대로, 인 체질 여자아이가 무시당하는 기분을 느낀다면 깊은 절망에 빠질 것이다. 아니면 흥분하거나 주체할 수 없어 울음을 터뜨리면서 관심을 요구할 것이다. "난 잘 하는 게 아무것도 없어. 희망이 없어. 나 자신이 너무 싫어… 처음부터 태어나지 않았으면 좋았을 텐데!" 기분이 어떻든 간에 그녀는 주변사람들에게 자신이 살아 숨쉬고 있다는 것을 느끼게 해줘야 한다.

인 체질 아이들은 보통 호소하듯 반짝이는 눈, 생생한 얼굴 표정, 움직이며 나타내는 귀여운 몸짓 등 온 몸으로 의사소통을 한다. 자신의 인생에 일어나고 있는 흥미 있는 일들을 남과 나누려고 하는 인 체질 아이들은 항상 묘한 매력이 있다.

빨강머리 앤은
인 체질

친구든 낯선 사람이든 이 아이의 매력적인 태도에 똑같이 반응한다. 따분하게 살아가고 있는 많은 사람들은 이러한 생기 있는 인 체질의 익살스러운 행동에 매력을 느끼고 기운을 낸다. 캐나다의 아동문학가 루시 M. 몽고메리 Lucy Maud Montgomer의 소설 《빨강머리 앤》의 주인공 앤 셜리 Anne Shirley는 인 체질이다. 쓸쓸하고 절망적이고 어려운 사람들에게 빛과 색을 극적으로 보여준 그녀의 능력과 타는 듯한 빨강머리에서 나오는 활발한 상상력을 보면, 그녀는 틀림없는 인 체질이다.

덜 성숙한 아이들도 능숙한 연기자가 될 수 있다. 공상, 연극하기, 다양한 역할과 포즈를 연습하는 것을 즐긴다. 예를 들어, 원하던 결과를 얻지 못하고 좌절했을 때 순간적으로 참지 못하고 소란을 피우며 짜증을 낼 수 있다. 그러나 인 체질은 달래기 쉽고 원할 때면 언제든지 그 행동은 보여주기 위한 것이라고 변명하며 거기에서 벗어날 수 있다.

가끔은 거울 앞에 서서 자신이 울고 야유를 하는 모습을 보며 순수하게 자신의 연기에 빠져 버린다. 남에게 즐거움을 줄 때조차 인 체질은 자기 자신의 연기에 스스로 감탄한다.

일반적으로 인 체질은 관대한 충동에 의해서 행동한다. 아이는 친구나 자신이 아는 '불쌍한 아이'에게 장난감을 준다. 일주일 용돈을 다른 사람을 위해서 쓰기도 한다. 흔한 일은 아니지만 아무런 대가 없이 나누는 행동에 대해서 후회는 없다(충동적으로 관대한 소금 체질과 비슷한 성향이라고 할 수 있다).

비록 인 체질은 완벽하게 믿을 수 있는 스타일은 아니지만, 뿐만 아니라 일을 끝까지 깔끔하게 마무리하지 못할 수도 있지만(처음은 장대하나 끝은 미약하다) 그는 자신을 필요로 하는 사람을 돕고 싶어 한다.

인 체질은 백일몽을 꾸거나 쉽게 산만해져서 해야 할 책무를 쉽게 잊어버린다. 친구를 약속 장소에서 기다리게 하거나, 반대로 특정한 책임을 인계해주기 위하여 무작정 기다린다. 이것이 진정 방심해서인지 또는 기억이 안 나서인지, 그냥 편하게 행동한 것인지는 정확히 알기 힘들다. 가끔 주위환경에 영향을 잘 받는 아이는 나사가 풀린 것처럼 너무 쉽게 웃고 쉽게 울기도 하고, 극단적으로 강한 감정을 경험하고 격하게 흥분하기도 한다.

기쁜 일, 슬픈 일이 있은 후에는 잔뜩 긴장하고 잠을 못 이룬다. 크리스마스나 하누카(11월이나 12월에 8일간 진행되는 유대교 축제－역주), 학교 축제, 생일 파티 같은 행사들을 기다리는 중에 또는 행사들이 끝난 뒤 후유증으로 병이 날 수도 있다.

좀 더 커서도 마찬가지로 쉽게 흥분한다. 특히 여자아이는 흥미로운 대화나 강한 감정을 통해 생겨나는 열정에 얼굴이 붉어진다. TV 쇼, 영화, 좋은 책에 깊이 감동되어 불면증에 걸리기도 한다.

청소년기에 가장 잘 맞는 체질 치료제

청소년기에 가장 잘 맞는 체질 치료제인 (소년에게는 유황 체질 치료제와 소녀에게는 소금 체질 치료제를 많이 쓰는 것에 버금갈 정도로) 인 체질 치료제는 청소년기의 감정적인 불안정성을 잘 치료한다.

신체적으로 인 체질 치료제는, 청소년기의 빨리 성장하는 체격을 균형 있게 지탱할 힘은 없는 편이다. 하지만 피곤함에도 불구하고 가만히 있지 못하는, 마르고 늘어지고 빈약한 가슴의 청소년 남자아이와 약간의 빈혈이 있으며 연약하고 불확실한 힘을 가지고 있지만 의욕적인 청소년 여자아이 모두에게 잘 듣는 체질 치료제다.

정신적으로 인 체질 치료제는 청소년기의 기복이 심한 기분과 감정, 초점도 방향도 없는 에너지를 잘 조절해주고, 열정적이지만 잠깐 반짝하는 열성도 잘 조절하게 해준다.

청소년들은 지나치게 자주 지루해지는(결핵 체질과 비슷한 부분) 것을 피하기 위해 감정적으로 흥분할 만한 일들을 끊임없이 찾는다. 특히 소녀는 사랑에 빠진 자신을 발견하거나 로맨틱한 망상에 넋을 잃었다가 일상적인 현실로 돌아올 때면 절망 상태에 빠진다. 뿐만 아니라 사춘기 소녀는 훌륭한 사람이 되고 싶고 모든 것을 하고 싶어 하는데, 도대체 어떤 사람을 목표로 어느 정도의 노력을 해야 하는 것이 자신의 특성과 잘 맞는지 그 경계를 세우기 힘들어한다. 남을 기쁘게 하면서 자신도 기쁘고 만족하게 하기 위해 노력하지만, 소녀는 혼란스러운 정체성을 가지고 성장할 위험이 있다. 청소년들의 "나는 누구인가? 왜 사람들은 쓸데없이 내 일에 나서는 걸까? 나는 어디서 끝나고 다른 이들은 어디서 시작할까? 진짜 나의 모습은 무엇인가?" 이러한 물음에 과도한 반응을 보이는 모습은 인 체질에서 잘 나타난다.

매우 직관적인 본성과 명확치 않은 감정의 경계선을 갖고 있기 때문에 인 체질은 친구나 가족들의 감정을 정확하게 느끼고 뜯지 않은 편지의 내용을 예측하거나 전화가 왔을 때 누구한테 왔는지 추측하는 등 텔레파시 능력을 보여준다.

한번은 여덟 살짜리 인 체질 소녀가 동종요법 치료를 받기 위해 엄마와 남동생과 함께 내원했다. 이 소녀는 보이지 않는 곳에 있는 사람이 뭘 하고 있는지 정확히 알아 맞췄다. 의사가 왜 목감기가 되풀이되고 있는지를 설명하고 있는 동안 남동생은 진료실 뒤에서 무언가에 열중해 있었다. 그가 책장에서 책을 꺼내려고 할 때나 엄마 지갑에 뭐가 있는지 열어보려고 할 때마다 환자인 소녀는 고개도 돌리지 않고 "책 내려놔, 에릭! 네가 뭘 하는지 보여" "엄마 돈 건드리지 마! 네가 뭘 하고 있는지 정확히 다 알아" 라는 식으로 명령한다. 그가 도자기 화병을 만지려고 할 때면 누나는 "그 예쁜 화병 만질 생각도 하지 마라!"라고 비명을 지른다. 이런 모든 것이 마치 그녀 머리 뒤에 눈이 달려 있는 것처럼 그녀에게는 매우 자연스러운 일이다. 소녀가 그 역할을 하고 있지 않을 때는 똑같은 능력을 가지고 있는 엄마가 돌아보지도 않고 아들에게 금지 명령을 외친다. 불쌍한 남동생은 완전히 좌절한다. 인 체질 여자 둘이 끼어들어 저지하기 때문에 아이는 어떠한 장난조차 생각도 하지 못한다.

인 체질 아이들은 몇 년이 지나도 여전히 활발한 상상력을 갖고 있다. 자연 현상과 생활의 모든 면에서 초자연적인 관점을 생각하며 생활하는 것이다. 예를 들면 식사 후 극심한 소화불량에 시달리는 한 인 체질의 대학 신입생은 기숙사 식당 조리사가 요리할 때 자신의 슬픔과 분노를 함께 요리한 바람에 그것들이 음식에 들어 있다고 주장한다. 대학 신입생인 그 10대 소녀는 이른바 불행한 조리사에게 말을 걸어본 적도 없고 쳐다본 적도 없지만 자기 해석이 옳다는 생각을 계속한다. 그녀의 소화불량이 동종요법 체질 치료제인 인 체질 치료제로 개선되자 그녀는 요리사의 영혼에 대해서 매일 명상했고 그리고 그의 중보 기도(전체 교회나 국가 또는 남을 위한 기도-역주)가 조리사를 영적으로 변화시켜 그 음식에 분노 대신 행복의 파장이 스며들어 자신의 소화불량이 좋아졌다고 설명한다.

인 체질에게
나쁜 환경과 좋은 환경

인 체질은 본능적으로 걱정이 많고 쉽게 외부 영향을 받기 때문에 어둠, 혼자 있는 것, 버림받는 것, 천둥 번개, 걷잡을 수 없는 불안 등 다양한 두려움에 지배를 받는다. 인 체질 아이는 외적 영향에 매우 민감하다. 큰 소리에 놀라고, 작은 소리에 잠을 못 이루고, 밝은 빛은 기력을 떨어뜨리고, 온도나 기압의 변화는 건강과 기분에 영향을 미친다.

신체적으로 인 체질 아이들의 취약점은 목과 가슴이다. 목에서 시작되는 겨울 감기는 가슴으로 내려가 머문다. 인 체질의 기관지염, 후두염, 폐렴 등 이 모든 것은 인 체질 치료제에 잘 반응한다.

인 체질은 식사 후 음식이나 음료가 뱃속에서 소화를 시작하려는 순간부터 소화기에 문제가 잘 생기며, 아이스크림, 시원한 음료수, 짜고 자극적인 음식, 초콜릿, 샐러드와 같은 것들을 흔히 갈망한다. 왼쪽이나 아픈 부분, 등쪽으로 반듯이 누웠을 때 그리고 바람과 천둥소리, 추위, 날씨의 갑작스런 변화, 저녁 황혼, 냄새, 소음, 빛, 과도한 흥분 등은 몸의 상태를 나쁘게 한다.

자세를 바로 해서 앉고, 문지르거나 마사지를 하거나, 차가운 음식 및 음료를 마시고, 얼굴에 찬물을 바르면 몸의 상태가 좋아진다.

인 체질의 넘쳐나는 감정과 애정이 신체에 얼마나 영향을 미치는지 모르지만 인 체질은 칼에 베이거나 코피가 날 때, 생리나 편도선수술 같은 수술 후에 출혈이 과도한 경향이 있다.

할미꽃 체질
Pulsatilla

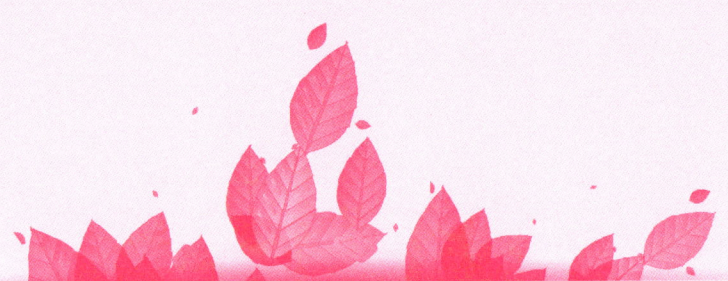

할미꽃은 꽃대가 굽어 꽃이 땅을 향하고 있다. 꽃의 모양을 보면 포근함을 느낄 수 있고 허리가 굽은 것을 보아 순종적인 모습이다. 할미꽃은 인 성분이 풍부한 토양에서 잘 자란다. 할미꽃에 풍부한 인은 사람친화적인 성향을 갖고 있다. 할미꽃 체질은 사람친화적인 모습의 극단적인 인 체질이다. 주위 사람들을 포근하게 해주지만 자아가 약해 결정을 잘 못하고 감정이 여리고 기분이 쉽게 변하여 잘 우는 경향이 있다. 아이 때는 엄마를 졸졸 따라다니며, 성인이 되어서도 잘 운다. 주로 여자에게 많으며, 여성병에도 잘 걸린다.

할미꽃 체질 치료제는 할미꽃 잎의 파동에너지를 이용해서 만든다.

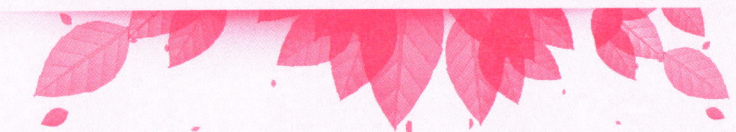

총애받는
귀염둥이 소녀

할미꽃 체질 아이는 온화하고 순종적이며, 친절하고 다른 이들의 느낌에 민감하여 다루기 쉬운 편이다. 가족의 평화를 유지하기 위해서 아이는 다정하고 애정 어린 태도를 띤다. 할미꽃 체질은 주로 여자아이다.

부모나 언니, 오빠의 무릎 위에 바싹 파고들어 꿈틀거리지도 않으며, 단지 꼭 안아주기를 바라면서 관심을 요구하지도 않는다. 그 결과 아이는 가족 안에서 흔히 다른 이들이 본능적으로 감싸주고 싶어 하는, 총애를 받는 귀염둥이가 된다.

벌을 받을 때 할미꽃 체질 아이들은 자신의 잘못을 개선하기 위해 상당히 고민한다. 엄마의 어깨에 머리를 기대고 팔로 엄마의 목을 감고 눈물을 흘리며 사과한다. "제발, 엄마. 잘못했어요. 제발, 엄마. 사랑해요. 나한테 화내지 마요. 제발 용서해줘요. 다신 안 그럴게요. 날 아직도 사랑하는 거죠?" 할미꽃 체질은 진심어리고 과민한, 자존심을 내세우지 않는 체질이며, 이렇게 얌전하게 사과하는 체질은 없다. 게다가 할미꽃 체질 소녀는 다른 이들의 기분에 의지하면서 행복해한다. 가정이나 학교에서 그녀같이 강한 화해 본능을 보이는 아이도 없다.

아이들에게 케이크를 잘라 나누어줄 때 한 조각이 작을 경우 상냥한 목소리로 "내가 작은 것 먹을게, 난 상관없어"라며 양보를 하는 것이 보통 할미꽃 체질의 특성이다. 할미꽃 체질 아이는 보통 모든 종류의 유제품을 좋아하므로 이것은 이 아이에게는 큰 양보다.

다정하고 남을 잘 포용하지만 자신의 목적을 근본적으로 포기하지는 않는다. 어렸을 때에 할미꽃 체질 아이는 계속적으로 다정하게 협력만 해서는 자신의 감정적인 요구를 다른 사람들이 알아차리지 못할 것이라는 것을 직감적으로 안다. 그러나 부당한 요구를 하거나 총애를 받는 걸 당연하게 생각하는 전형적인 막무가내 타입은 아니다. 그녀는 어떠한 도움이나 보살핌에도 고마워하고 그 보답으로 사랑과 애정을 돌려준다.

배려심 깊은 수줍은 아이

선천적으로 할미꽃 체질은 처음 본 사람에게 두려움과 부끄러움을 잘 느낀다. 어릴 때는 대중 앞에서 엄마의 치마 속으로 숨어버린다. 할미꽃 체질 아이는 안전하고 유리한 곳에 숨어서 세상을 살핀다. 집에서조차 엄마로부터 두 걸음도 안 떨어진다. "엄마, 사랑해. 하루 종일 엄마만 따라다닐 거야." 충실하게 엄마 뒤를 따라다니면서 높고 뚜렷한 목소리로 엄마에게 작은 도우미가 되겠다고 한다.

아프거나 할미꽃 체질 치료제가 필요할 때에는 엄마가 뿌리쳐도 엄마에게 달라붙는다. 아이는 엄마가 안 보이면 칭얼거리고 돌봐주지 않으면

울어버린다. 이러한 특성은 선천적인 의존성 때문에 심화된다. 할미꽃 체질 아이는 혼자 남겨지거나 혼자 힘으로 해야 하는 것을 가장 두려워한다.

할미꽃 체질 남자아이는 고분고분하고 온화하고 너무 쉽게 징징대며 달라붙는 태도 때문에 부드러운 여자아이같이 보일 수 있다. 그러나 부드러우면서 다루기 쉬운 성향을 유지하면서 결국 이 단계를 넘어선다.

신체적으로 매달리는 단계를 넘어가도, 할미꽃 체질 소녀는 남이 해주는 걸 좋아하고 그들의 도움에 의존한다. 유황 체질 아이들처럼 "내가 했어! 내가 했어! 이건 내가 생각해낸 거야! 내가 보여줄게"라고 하지 않고 사람들 앞에 나서서 논쟁하고 자신의 의견을 내세우지 않는다. 사실은 잘 대답할 수 있는 질문을 받았을 때도 아이는 대답하기 전에 종종 부모나 형제자매의 지도나 지지를 구할 것이다. 통솔력을 추구하지도 않는다.

언제나 모여 있는 사람들의 흥미를 배려하고, 친구들 사이에서도 가족과 함께 있는 상황처럼 따르고 묵인하는 것으로 만족한다. 처음의 부끄러움을 이겨내는데 성공하고 어느 정도 자신이 생기면 손쉽게 다른 이들에게 접근하며 자신이 상당히 사교적이고 다정한 사람임을 보여준다.

할미꽃 체질 여자아이의 가장 두드러진 특성은 사춘기쯤에 처음으로 보이는 건강 문제다. 정상적인 호르몬 변화 외에도 이유 없이 여기저기 통증이 시작된다(아마도 사실상 독립의 첫 번째 단계에 대한 무의식적인 저항일 수 있다). 지난주에는 무릎, 어제는 머리, 오늘은 복부, 내일은 눈, 다음주는 허리 등 항상 바뀌는 신체적인 통증은 이 시기에만 느끼는 것이 아니다. 어느 순간에도 쉽게 기분이 변하는 할미꽃 체질은 정기적으로 변덕꾸러기가 된다. 한 순간 잘 웃다가 다음 순간 눈물을 흘린다. 그러나 위로의 말 한 마디에 즉시 분위기가 바뀐다. 마치 소나기가 지나간 후에 햇빛이 더 밝게 비추는 것처럼. 가끔씩은 오르내리는 기분이 변동이 심하고 우유부단한 마음과 유사하다는 것을 발견하게 된다.

소녀는 이것을 원했다가, 아니 저것을 원했다가 계속 마음을 또 바꾼다. 남자아이건 여자아이건 어떤 맛의 아이스크림, 어떤 인형, 어떤 장난감 차를 살지 오랫동안 결정을 못 하다가 "왜 둘 다 가질 수는 없는 거야!"라고 외친다. 여자아이는 어떤 드레스를 입을지 번민하다가 엄마에게 돌아서서 "엄마가 골라줘" 하며 떠맡긴다.

선택의 기로에 선 우유부단한 아이

우유부단함은 숙제를 하지 못하고 있는 아이에게도 적용된다. 게으르기 보다는 어떤 과목부터 해야 할지 망설이는 것이다. 수학 아니면 역사? 영어 아니면 불어? "수학부터 시작해라"라고 명령을 내리면 거의 감사하면서 순종할 것이다.

다 큰 숙녀가 되어서도 합격한 두 대학교를 두고 선택을 못할 수도 있다. 어디를 가야 할까? 마감시간이 다 될 때까지 따져보고 번민하면서 결정을 했다가 다시 생각해보고 안 되면 부모에게 결정을 해달라고 하고 그 선택에 완전히 만족한다. 자신의 판단을 믿지 못하고 다른 이들의 판단을 믿기 때문에 대개 할미꽃 체질은 자신의 선천적인 능력에 상관없이 다른 이들의 지지에 의해서 자신감을 얻는 경향이 있다.

따분한 할미꽃 체질 아이들은 칭찬해주고 마음을 안심시키면 금세 밝아지고 활기가 넘친다. 그러나 반대로 인정을 안 해주고 비난을 한다면 시들 것이다. 즉, 비난과 다툼을 즐기는 유황 체질과는 정반대 성향이라고 할 수 있다. 때로는 불안감에도 불구하고 어린 소녀가 강한 확신과 별난 생각을 표출할 때도 있다. 어떤 논리적인 주장과 객관적인 증거, 혹은 경험도 어떤 음식이 그녀의 건강에 해롭지 않다고 설득시킬 수 없다(아이는 편식을 하고 식욕 저하, 복통, 매스꺼움이 모두 그 음식을 먹었기 때문이라고 주장한다).

또 어떤 길이 자신이 가려는 길의 지름길이라고 우기고 어떤 사람(대개 남자)이 그녀에게 나쁜 생각을 갖고 있지 않다고 설득시키는 것은 거의 불가능하다. 아이는 특정한 생각에 사로잡혀 이성적인 판단을 거부한다.

남에게 의지하려는 마음과 불쌍하게 보여서 주위 사람에게 인정받으려는 마음이 합쳐져 생긴 안 좋은 성품이 자기 연민이다. 비판을 받거나 자신이 좋아하지 않는 것을 하라고 요구받으면 민감한 할미꽃 체질 여자아이는 자기연민에 빠질 것이다. "네가 나한테 얼마나 큰 상처를 줬는지 넌 몰라! 나는 다른 사람보다 더 강하게 느껴서 어쩔 수 없단 말이야."

이러한 할미꽃 특성은 유아기에 울 때, 위로하고 어루만지게 만드는 애처로운 독특한 울음으로 알아낼 수 있다(화내고 불쾌한 울음으로 짜증나게 하는

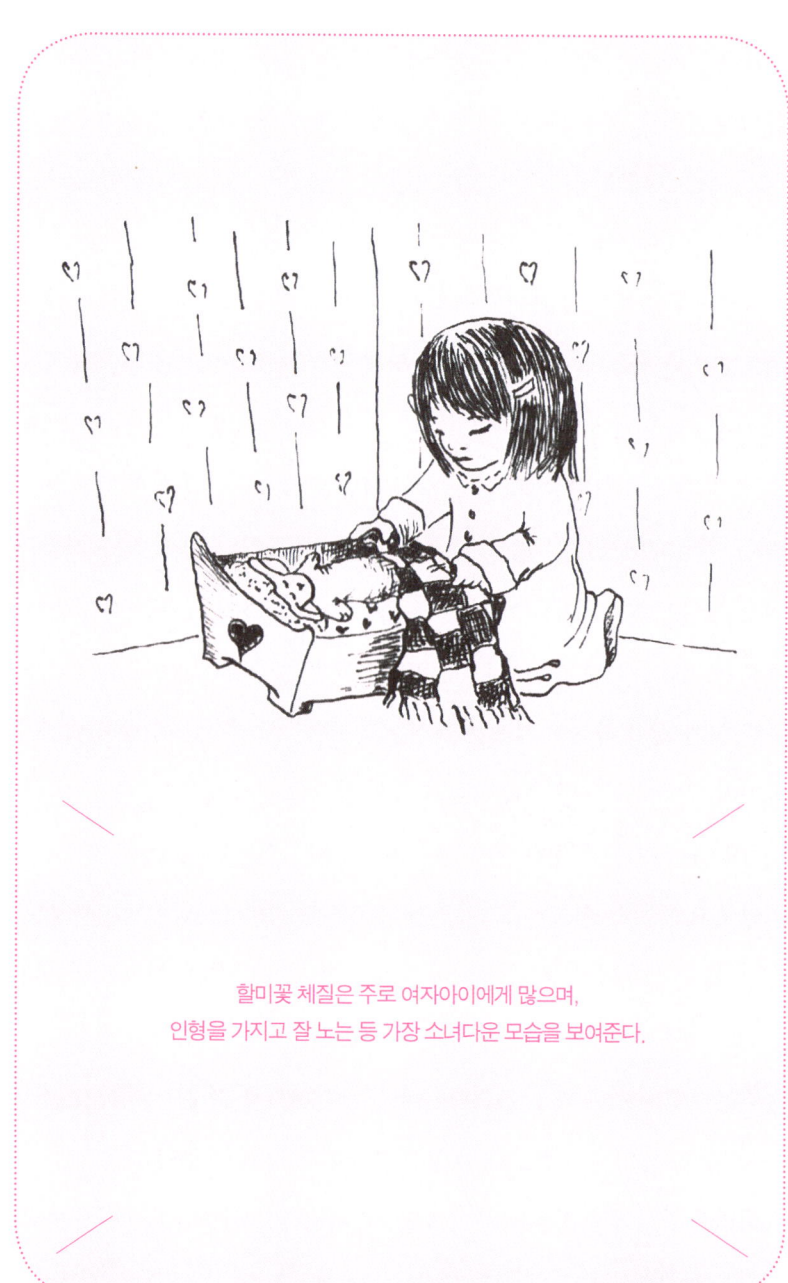

할미꽃 체질은 주로 여자아이에게 많으며,
인형을 가지고 잘 노는 등 가장 소녀다운 모습을 보여준다.

카모밀라 체질의 울음이 아니다). 나중에 아기는 사소한 일에도 쉽게 애처롭게 흐느끼는 울보가 될 수 있다. 살짝 긁혀도 징징거려 붕대를 감아야 하고, 뽀뽀를 해주어야 한다.

  할미꽃 체질 여자아이는 아픈 마음으로 밤에 울며 잠들면서 생각하기를, 자기가 좀 더 심각하게 아프거나, 죽어야 모든 가족들이 자신에게 좀 더 동정적으로 대할 것이라고 생각하며 그 정도로 아프지 않은 것을 속상해한다. 나이가 좀 더 들어도 놀림을 받을 때나 누군가가 불쾌하게 쳐다볼 때 아주 쉽게 상처를 받는다. 친구들에게 무시를 당한다고 느끼면 바로 학교나 사회 문제를 얘기하면서 울면서 흐느낀다. 하지만 할미꽃 체질의 또 다른 특징은 후련하게 울고 나면 기분이 풀리면서 좋아진다. 결국 이 체질은 다른 사람의 동정심을 불러일으키고 자신이 갈망하는 도움을 받는 수단으로 상상적인 아픔을 이용하는 체질이다.

할미꽃 체질에게
나쁜 환경과 좋은 환경

  동종요법은 아이들의 표면상의 행동이 종종 병의 초기 징후가 될 수 있다고 설명한다. 할미꽃 체질 아이는 매달리고 울고 훌쩍이고 징징거리고 자신을 한탄하거나 지나치게 정서적인 경향이 있는 병의 징후를 일찍 전하므로 이런 경고 징후를 초기에 인식하고 할미꽃 체질 치료제를 복용하면, 그 다음에 나타날 수 있는 신체적인 병을 피할 수도 있다.

할미꽃 체질 아이들이 가장 자주 걸리는 질병은 귓병이다(한쪽 귀 혹은 양쪽 특히 증상이 이쪽저쪽으로 변할 경우). 단조로운 노란색이나 누르스름하면서 녹색을 띤 콧물이나 가래가 나오는 코감기와 기침감기, 아침에 쉽게 나오는 기침, 저녁엔 꽉 조이는 기침, 특히 기름지거나 지방이 많은 음식, 야식을 먹은 후의 복통, 묽은 변이나 설사, 변을 볼 때마다 다른 대변들, 결막염, 안검염(눈꺼풀 염증, 다래끼), 쉽게 눈물이 나는 눈병에도 잘 걸린다.

또한 할미꽃 체질 아이들은 덥거나 답답한 방에 예민해서 시원한 바람을 쐬고 싶어 한다. 저녁에 증상이 심해지며, 부드럽게 지속적으로 움직이면 기분이 나아진다(오징어 체질은 활기차게 움직이면 증상이 좋아진다).

또 다른 양상으로는 움직이기 시작할 때, 왼쪽이나 아프지 않은 쪽으로 누울 때, 발이 물에 젖을 때, 옷이나 침대의 온기를 느낄 때(쌀쌀함에도 불구하고) 이런 것들이 몸의 상태를 나쁘게 한다.

냉찜질이나 차가운 음식이나 음료수(목이 마르지 않아도), 야외에 있을 때는 좋아진다. 그러나 대개 신체적 증상이나 상태와 상관없이 할미꽃 체질 치료제의 주요한 기준은 정신적·감정적인 상태다.

결핵 체질
Tuberculinum

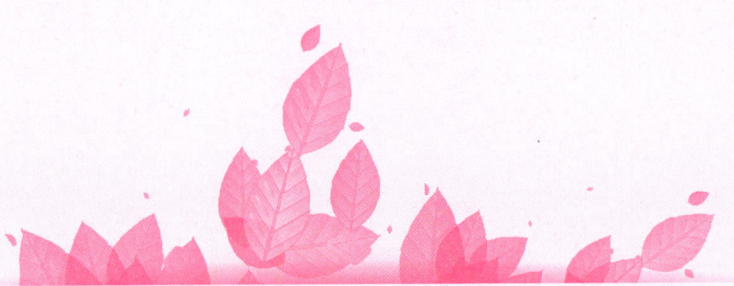

한방에도 있는 체질이다. 늑골이 예각을 이룰 정도로 가슴이 좁고 목이 길면서 손가락도 가늘고 길며 말랐다. 눈 주위에 다크서클이 심하기도 하다. 이런 사람을 체내의 음이 부족한 '음허 체질'이라 하는데, 오히려 양의 성질이 강하게 나타나 생리적 기능이 이상 항진한다. 결핵 체질은 폐가 약해 가슴이 답답하고 감정 격변이 심하며 충동적이다. 앉아서 어떤 일을 꾸준히 하지 못하고 금방 싫증을 낸다. 공부를 시키면 힘들어하고 예체능 활동을 시키는 것이 좋다. ADHD 체질이라고도 한다. 결핵 체질 치료제를 복용하면 체질의 단점을 보완할 수 있고 폐가 좋아져 심신의 여러 기능이 좋아진다.

결핵 체질 치료제는 사멸한 결핵균의 파동에너지를 이용해서 만든다.

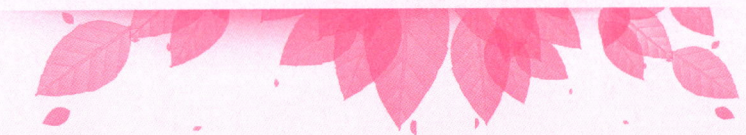

한 가지에 오래 집중하지 못하는 마른 몸매의 체질

결핵 체질 아이는 가는 몸매, 빈약한 가슴, 작고 단정한 이목구비, 창백한 피부의 소유자로 외관상 모습과 육체적인 양상만으로도 결핵 체질 유형을 시사한다. 결핵 체질은 힘을 쓰면 금방 지치고, 습기 찬 해변에서는 몸이 나빠지고 건조한 산 공기에서는 좋아진다. 기본적으로 몸이 찬 체질임에도 불구하고 서늘한 바람을 갈망하고 따뜻한 방에서는 질식할 것 같은 느낌을 받는다. 특히 추운 겨울 동안에는 호흡기증상이 지속되기도 하고 재발하거나 반복되는 경향이 있다.

일반적으로 가만히 있지 못 하는 체질이다. 유아기에는 장난감을 주면 하나씩 계속 내던지다가 얼마 후에는 피곤해한다. 좀 더 자라면 활동 과잉의 모습으로 바뀐다. 항상 새로운 자극을 추구하고, 어떤 형태로든지 갇히는 것을 싫어한다. 학교에서 공부하다가도 어느 순간에 다른 것을 하고 있고, 새장에 갇힌 새와 같다고 느끼기 때문에 책상에 오랫동안 앉아 있는 것은 거의 불가능하다. 억지로 노력하다가는 심지어 신체적 통증을 느끼기도 한다. 똑똑한 아이들은 학년이 올라갈수록 자신이 공부에 흥미가 없다는 것을 알게 된다. 인내심 부족, 직업이나 환경 변화에 대한 끊임없는 갈망, 주변 환경에 대해 금세 지루해하는 등 이 모든 현상은 결핵 체질 치료제를 통해 좋아질 수도 있다.

조금 더 큰 아이들도 역시 방과 후 두통이나 탈진에 대해 불평을 한다. 성장하는 속도를 따라 잡을 힘이 없는 뼈쩍 마른 청소년은 나약하며 쉽게 피로해한다. 하지만 영화를 보러 가거나 친구와 쇼핑몰에서 만나기로 약속하는 순간에는 피로가 마술처럼 사라진다.

새로운 것과 다양한 자극을 경험하고 싶은 열망에 결핵 체질 청소년은 오랫동안 한 가지 관심사에 집중하지 못한다. 학교에서 읽기 시간을 예로 들면, 요약 부분만 속독하고 요점 노트에 의존한다. 오락 잡지를 볼 때조차 완독하기 힘들어하며 기사를 한 꼭지 이상 넘어가지 못한다. 무게 있는 글은 그의 관심을 아예 다른 곳으로 돌리게 만들 것이다.

흥미는 많고 깊이는 없다고 말할 수 있는 게 바로 결핵 체질이다. 그럼에도 불구하고 인 체질과 비슷하게, 아이가 진정한 흥미를 발견했을 때에는 언제 그랬냐는 듯이 집중하게 된다.

소설 《보물섬》의 작가가 대표적인 결핵 체질

결핵 체질은 정신이 초롱초롱하고 열광적이며 멋대로 현재의 열정에 뛰어들어 인생의 사건과 행사를 기억에 또렷하게 남을 정도로 경험한다. 이런 식이다. "내가 찾은 기막히게 좋은 직장에 대해서 아무도 상상하지 못할 거야. 정말 최고야! 직장 상사는 같이 일하기 너무 좋은 사람이고 나는 가장 매력적인 사람들을 만나고 있어."

예술적 기질이 있는 경우에는 창작, 그림, 악기 연주 등에 몰입하여 명백한 재주를 보여줄 것이다. 문제는 그 열정이 얼마나 오래 가는가이다.

가만히 있지 못하고 청소년기에는 친구들과 어울리기보다 자신이 사는 곳이나 주변 시골 지역을 배회하는 것을 즐긴다. 모험심 가득한 젊은 이는 일상생활에서의 통제에서 벗어나고 싶은 갈망에 나가서 신대륙을 '발견'하거나 해외로 무전여행을 떠나 '자기 자신을 발견한다.' 그는 자신이 가보지 못한 곳을 쉴 새 없이 돌아다니며 불안한 마음을 달래려 한다. 충족되지 않은 갈망을 만족시키는 방편으로 여행을 하는 것이다.

《지킬 박사와 하이드》《보물섬》 등 모험 이야기를 주로 썼던 아동작가 로버트 루이스 스티븐슨Robert Louis Stevenson은 어렸을 때부터 폐결핵으로 건강이 좋지 않았고, 방랑하는 인생을 살아 결핵 체질의 표본이라고 할 수 있는데 그는 이런 말을 했다. "나는 어느 곳을 도착하기 위해서 여행을 하는 것이 아니라 그저 가기 위해서 한다. 여행을 위해서 여행을 한다. 움직이는 것은 대단한 일이다."

할미꽃 체질도 돌아다니기를 좋아하는데, 결핵 체질은 통증이 몸의 여기저기로 돌아다니고 계속 증상이 바뀐다는 것이 다른 점이다. 가슴 통증이 좀 나아지면 두통이 생기고 발진은 야뇨증과 교대로 일어난다. 어느 날은 증상이 아침에 나타나고 다음날에는 저녁에 나타난다. 창백한 피부와 홍조, 변비와 설사, 배고픔과 변덕스런 식욕, 불면증과 숙면 등이 교대로 일어난다. 기분도 강하게 교차하고 변덕스러울 때도 많다. 대개 다정하고 온화하여 외적으로는 완벽한 천사인 결핵 체질 아이는 갑자기 고집을 부리고 요구가 많아진다. 요구하고 꽥꽥거리고 울고 가족 모두에게 지장을 줄 수 있는 행동장애를 보인다.

　가끔 장난감을 부수거나 완전히 박살날 때까지 걷어차는 파괴적인 행동을 한다. 아니면 자신을 훈육하는 사람을 차거나 물려고 한다. 성질을 폭발시키는 경향이 있는 결핵 체질 아이에게 대응하는 역할이면, 유황 체질 아이가 적격이다(좀 자라면 마전자 체질이 유일한 적수가 된다). 굴 체질 아이는 울고 고함치고 소리지르며 때리는 선에서 성질을 자제할 수 있다. 결핵 체질 아이처럼 사물을 차고 박살내지는 않는다. 결핵 체질 아이의 분노는 좀 다르게 폭발한다. 아이는 자신이 생각해낼 수 있는 모든 천박하고 모욕적인 말들을 외친다. 3~4살 아이들이 아는 단어가 많지 않음에도 불구하고, 대소변이나 성기에 관련된 대담한 언어를 구사한다. 가끔은 무례하기보다는 아주 짓궂다. 인 체질처럼, 결핵 체질 아이는 버릇없는 구석이 있다.

쾌활하지만
감정 기복이 심한 아이

　가위의 날카로운 용도를 알게 된 세 살짜리 꼬마가 거실 가구들 덮개에 아주 작은 구멍을 내기 시작한다. 그러다가 어느 날 적발되어 질책을 받게 되는 상황에 직면하면 아이는 완강히 자신의 잘못을 부인하고 가만 있는 강아지에게 책임을 떠맡긴다. 아이가 가위로 구멍을 내는 장면을 직접 들키지 않은 이상, 아이는 자신이 무죄라는 것을 믿게 만들기 위해서 가족들이 보는 앞에서 말도 못하는 강아지에게 진지하게 호된 훈계를 한다. 하지만 아이에게 악의가 있는 것은 아니다. 불쌍한 강아지가 의심을 받게 되면 얼마나 고통스러울지를 아이에게 알려주고 설득하면 아이는 자기의 잘못을 인정한다.

사실 결핵 체질의 즐거운 특징 중 하나는 명랑함과 활기 넘치는 유머감각이다. 열 살짜리 여자아이는 아빠에게 담배, 커피, 술은 노화를 재촉한다고 경고한다. 어느 날 아빠는 "우리 딸이 나이 먹는 만큼만 아빠도 똑같이 늙어. 너도 매일 늙고 있어"라고 말하면 농담 삼아 이렇게 되받아친다. "아빠만큼은 아니에요. 아빠는 내리막길로 접어들었으니 더 빨리 늙을 거에요." 이 아이는 어디에서 이런 말을 듣거나 읽었을 것이다. 그리고 재빨리 자신의 기억 속에서 찾아내서 완벽한 순간에 응용한 것이다.

가만히 있지 못하고 변화하고 싶어 하는 욕구, 감정의 기복이 심한 성향은 인간 본능의 교양 있는 면과 억제되기 어려운 희망 사이의 전형적인 갈등이라고 할 수 있다.

최선의 행동을 보일 때 아이는 아주 매너가 좋고, 쾌활하고 상냥하며 남을 배려할 줄 안다. 한 마디로 매우 교양 있다. 그러나 아이의 또 다른 면을 들여다보면 감정표현과 본능적인 충동을 폭발하고 싶어 한다. 이러한 내면적 갈등으로 인해 결핵 체질 아이들은 매력적인 기질을 발휘하면

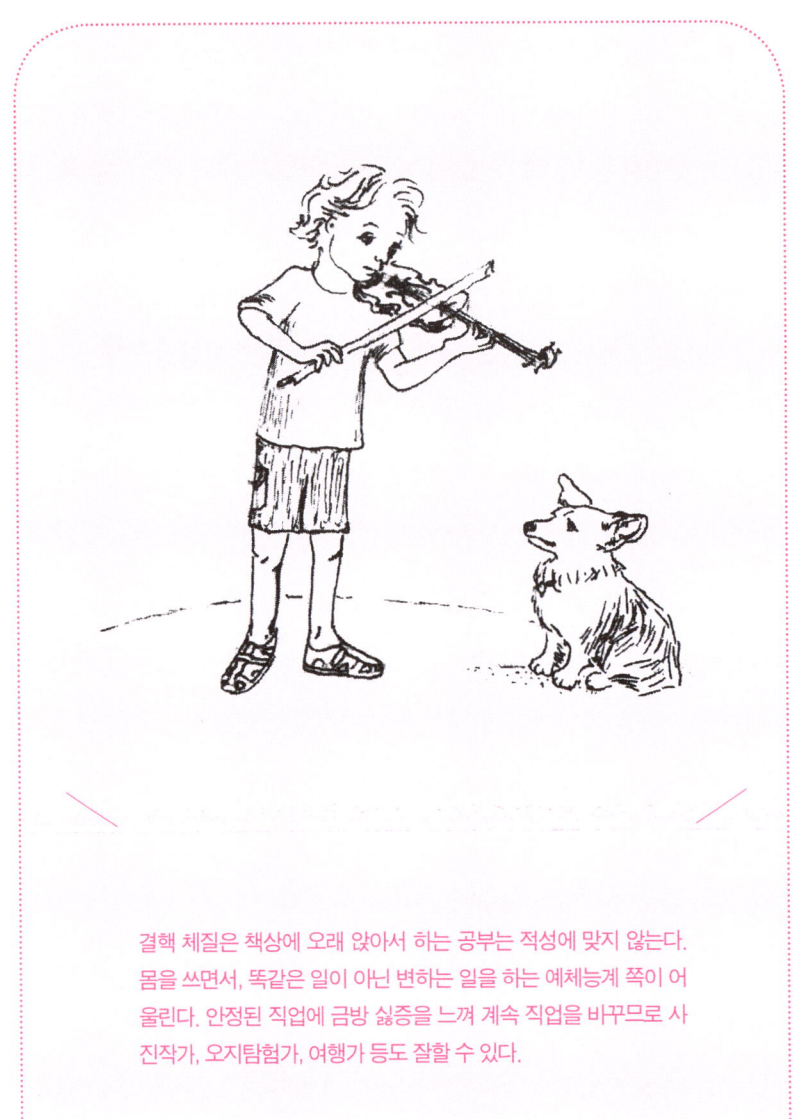

결핵 체질은 책상에 오래 앉아서 하는 공부는 적성에 맞지 않는다. 몸을 쓰면서, 똑같은 일이 아닌 변하는 일을 하는 예체능계 쪽이 어울린다. 안정된 직업에 금방 싫증을 느껴 계속 직업을 바꾸므로 사진작가, 오지탐험가, 여행가 등도 잘할 수 있다.

서도 금세 감정이 폭발한다.

결핵 체질에게
나쁜 환경과 좋은 환경

신체적으로 결핵 체질은 기관지와 밀접한 관련이 있고 겨울에 여러 호흡기 감염에 걸리기 쉽다. 아이들은 시원한 바람을 좋아하고, 야외에서 기분이 좋고, 닫힌 방에서는 매우 나빠진다. 결핵 체질 치료제는 확대된 분비선, 부은 편도선, 만성 귓병, 오래가는 설사 치료에도 효과적이다. 그러나 더 중요한 건 병을 예방하는 역할로, 이 체질의 한계를 넘어설 수 있는 체질 치료제의 효능이다.

호흡기 감염에 취약한 다른 체질 아이들도 겨울 추위가 찾아오기 전에 결핵 치료제를 1회 투여하고 한겨울에 1회 더 투여한다면, 기관지 감염, 늑막염, 폐렴, 겨울 천식을 피할 수 있다. 지속적으로 재발하는 기관지 감염을 해결하는 데도 역시 도움이 될 수 있다.

감정을 폭발하거나 과잉활동으로 나타나는 심각한 행동장애 아동에게 결핵 체질 치료제는 좋은 효과가 있으며, 다른 체질 아이에게도 결핵 체질과 비슷한 증상이 있다면 결핵 치료제가 도움을 줄 수 있다.

카모밀라 치료제 (Chamomilla)

체질 치료제는 아니다. 찻집에서 카모밀라 차를 마시면 마음이 편안해지는 것처럼
아이의 괴팍스러운 성질을 치료하는 데 쓰인다.
카모밀라 치료제는 카모마일 식물의 파동에너지를 이용해서 만든다.

카모밀라는 엄격히 말하자면 '체질' 치료제는 아니지만 유아 질병 중 일부 몇몇 특정한 증상을 보이는 아이의 '성질'을 치료하는 데 사용된다. 사실 이 치료제는 아이들의 울화통 치료를 위한 유아용 판이라고 볼 수 있다. 히스테릭하며 발작적인 마전자 체질에, 달랠 수 없는 굴 체질에, 아니면 제멋대로 날뛰는 결핵 체질에 모두 카모밀라 치료제를 사용할 수 있다.

유아의 배앓이(초록색 변과 설사), 이가 날 때 붓고 악화되면서 잇몸이 따가운 경우, 귓병, 부은 분비선, 종종 한쪽 얼굴만 붉어지면서 고열이 나는 등의 질환, 쉽게 화를 잘 내며 짜증을 잘 부리고 절대 만족하지 않으며 어느 것이든 참지 못하는 성향의 아이에게 카모밀라 치료제를 사용할 수 있다.

카모밀라 치료제를 사용해야 하는 아이의 상태는 다음과 같다.

아이가 많은 것을 원하는데 그것이 무엇인지 부모는 모른다. 아이는 무엇에도 만족하지 못하고 원하는 것을 갖지 못해 결국 징징대고 소리 지르고 울부짖는다. 평정심에서 벗어나게 하는 이런 성급함은 고함을 지르다가 가끔 경련을 일으키곤 한다.

몸을 쉴 새 없이 움직이는 유아는 아기침대나 요람에 가만히 있지 못하고 항

상 부모나 누군가가 자신을 안고 다니길 원한다. 방에서 방으로 옮겨 다니는 것은 어느 정도 위안을 주기는 하지만 움직여주어야 편안한 것도 일시적일 뿐, 멈추는 순간 또 다시 화를 낸다. 게다가 아이는 고통을 견딜 수 없어(이 체질은 고통에 상당히 민감해서 고통에 비해 반응이 너무 크다), 자신을 안고 있는 사람을 차거나 때릴 수 있다. 오후 9시에서 자정 12시가 아이에게 가장 힘든 시간이다. 자정이 넘어서야 유아는 지쳐서 잠이 든다.

요약하면, 벨라돈나 치료제는 열, 감기 등으로 인한 뇌의 혼란을 치료하는데 사용하는 반면, 카모밀라 치료제는 병에 걸린 후 아이의 나빠진 습관 및 성질의 혼란을 치료하는데 사용하는 잘 알려진 동종요법 치료제다. 벨라돈나와 카모밀라는 아이들에게 흔히 쓰이는 동종요법 치료제로서 체질 치료제는 아니다.

비소 체질
Arsenicum album

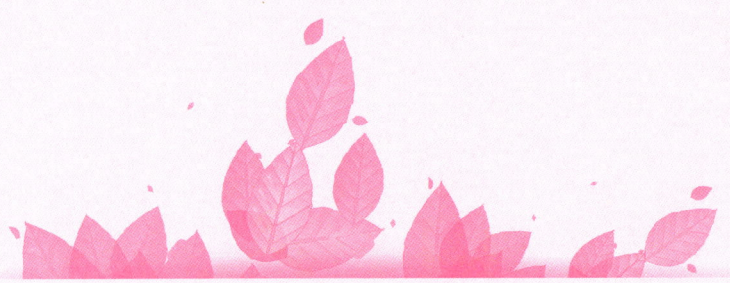

비소는 신경세포를 손상시키고 위와 피부에 해를 입힌다. 비소는 독성이 매우 강하지만 적은 용량의 비소는 오래전부터 암 등의 질병 치료제로 널리 사용되었으며, 최근에는 급성 골수성 백혈병 치료제로 허가되었다. 비소 체질은 능력은 있으나 비소처럼 음산한 분위기를 풍기며, 우울하고 걱정근심이 많다. 특히 건강과 재정에 걱정이 많다. 야심이 있으므로 원하는 높은 목표에 빨리 도달하기 위해 무리하게 신경에너지를 동원해 능력 이상으로 노력하므로 스트레스성 질병을 동반하기도 한다. 세상일이 원칙적으로 공식처럼 분명해야 한다. 돈도 잘 쓰지 않으며 공부에 매진하는 스타일이다.

비소 체질 치료제는 비소의 파동에너지를 이용해서 만든다.

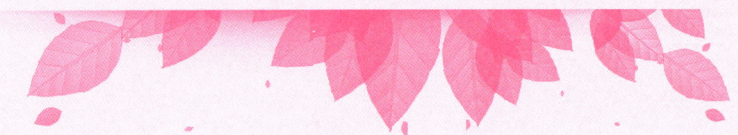

야심이 커서
능력보다 더 노력하는 아이

비소 체질 아이는 얼굴이 창백하며 체질이 허약하고 외모에 있어서 섬세한 편이며 알레르기, 천식이나 감기에 유독 취약하며 환경이 바뀔 때에도 민감하게 반응하는 것처럼 보인다. 하지만 보이는 것처럼 실제로는 그렇게 허약하지 않다. 강하고 당당한 체질이라 이 세상을 살아가면서 자신에게 정확히 무엇이 필요한지 알게 되고 자신이 원하는 것을 얻을 수 있는 지름길도 알게 된다.

원하는 높은 목표에 빨리 도달하기 위해 자신의 능력 이상으로 노력한다. 충분한 능력이나 끈기를 가지고 있지 않으므로 단기간에 많은 신경에너지를 동원해야 한다. 이로 인한 스트레스나 과도한 노력이 두통, 불면증, 안면 틱, 소화불량 등을 유발할 수 있다. 하지만 삶에 있어서의 평안함 자체가 그를 괴롭힐 수도 있다.

예를 하나 들어보자.

열세 살짜리 비소 체질 남자아이가 여러 가지 고통을 당한다. 쉽게 피로해지고 화가 잘나며 방과 후 두통은 물론 학교수업에 제대로 집중하지 못한다. 그 나이에 걸맞지 않는 이러한 고통을 받는 이유는 학교에서 적당한 자극을 받지 못하기 때문일 것이다. 아이는 클라리넷 연주를 잘하는 편이어서 실력은 고급반 오케스트라 단원이 될 수 있지만 나이 때문에 중간 실력의 오케스트라 반에 들어갈 수밖에 없었다. 또한 아이는 과학과 수학을 좋아했는데 어떤 이유 때문에 수준 높은 반에 들어가지 못했다. 게다가 능력이 있는데도 불구하고 책임감을 요하는 지도적 위치를 맡지 못했다. 그렇기 때문에 이 아이가 하는 모든 일은 도전적이지 않다.

하지만 그 다음해에 그는 고급반 오케스트라 단원이 되었고, 자기 수준에 맞는 적당한 자극을 받게 되자 자신을 괴롭히던 고통들도 사라졌다. 성취감 또한 조금씩 맛보았다.

비소 체질 아이들의 아주 두드러진 특징 중 하나가 바로 '야심^{ambition}'이다. 비소 체질 아이는 삶의 모든 영역에서 뛰어난 능력을 보이기를 원한다. 어렸을 때부터 밤에 옷을 접는 방식에 있어서 지나칠 정도의 완벽성을 보이며 음료를 옷에 쏟거나 얼룩이 지워지지 않는 경우에는 심란해하기까지 한다.

또한 자기 방에 책 정리가 제대로 되어 있지 않으면 화를 내며, 냅킨이 제대로 접히지 않거나, 심지어는 계단을 오를 때 자기가 하는 대로 남들이 우측통행을 실행하지 않으면 화를 낸다. 시리얼을 먹을 때는 정해진 숟가락으로 먹어야 한다. 모든 일에는 항상 '정해진' 방식이 있다고 생각한다.

좀 더 큰 아이들은 자신의 양심에 있어서도 꾸밈이 없고 방법론적인 내용에 있어서도 한 치의 흐트러짐이 없다. 필기할 때는 자세하게 하며 글자 크기가 똑같아야 하고 그릇이나 수저를 식탁위에 놓을 때도 '꼭 그렇게' 놓아야 한다. 금붕어에게 먹이를 줄 때에는 정확히 다섯 개만 주어야 한다. 한 개나 두 개의 오차도 있어서는 안 된다.

이 아이가 더 성숙해지면 어떤 악기를 연주할 때 자신이 정확한 음정에 도달할 때까지 몇 시간이고 반복해서 연습할 정도로 자신을 몰아부친다. 아이는 거듭된 실패 때문에 큰 소리로 울고 발을 동동 구르기도 하지만, 이러한 연주과정이 요구하는 세심함과 복잡함에 오히려 나중에는 매력을 느끼게 된다. 실로 아이가 완벽성을 추구할 때는 임무를 부여받은 것 이상으로 더 많은 일을 해결하려고 노력한다.

야심이 큰 아이는 경쟁심도 강하며, 모든 과목에서 일등이 되기로 결심한다. 운이 좋게도 적은 노력으로 높은 점수를 받았다면 이에 만족해하지 않는다. 반드시 최고의 노력으로 최고의 점수를 받아야 하며, 학교 과제를 수행할 때도 모든 열정을 다한다. 기말보고서를 쓰기 위해서 3~4권의 책만 참고해도 충분하더라도 10권의 책을 참고하여 작성한다. 모든 과목의 과제나 시험을 완벽하게 준비해야 하며, 과목의 내용을 다른 각도에서 바라봐서 정답을 유도해내며 3페이지짜리 짧은 이야기를 완벽하게 쓰기 위해서 여러 날을 쓰고 또 쓴다(비소 체질 아이는 학교과제를 단지 겉으로만 열심히 하는 유황 체질 아이나 인 체질 아이와 대조된다). 비소 체질 아이는 모든 과제를 완벽하게 수행하고, 자신이 최고가 되기 위해 노력한다. 그러나 어떤 이유로든 원하는 일에 성공하지 못하거나, 그의 능력으로 이룰 수 없다고 느낄 때 자신에 대해 괴로워하고 불만스러워한다.

비소 체질 아이는 흔히 우월한 지능을 타고난다. 언어능력이 뛰어나며 단어를 신중하고 명확하게 선택할 줄 안다. 재치 있는 대답을 잘하며 두뇌회전이 빠르고 지적인 도전을 즐긴다.

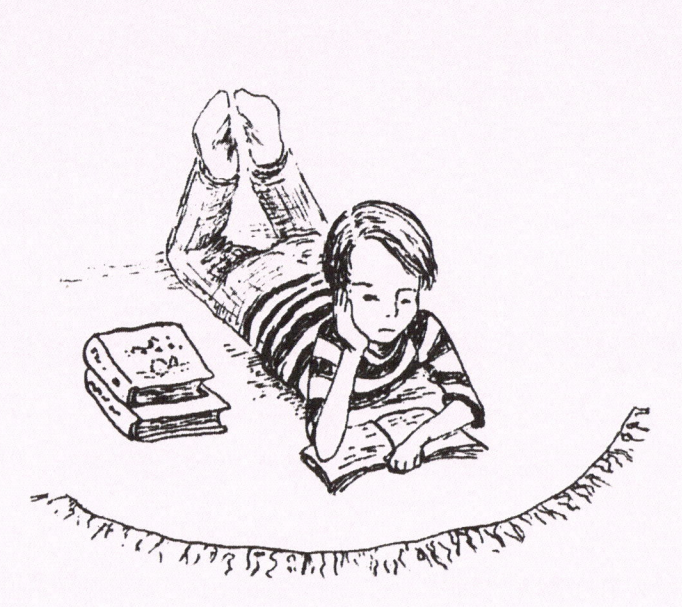

운이 좋게도 적은 노력으로 높은 점수를 받았다면 이에 만족해하지 않는다. 반드시 최고의 노력으로 최고의 점수를 받아야 하며, 학교 과제를 수행할 때도 모든 열정을 다한다. 기말보고서를 쓰기 위해서 3~4권의 책만 참고해도 충분하더라도 10권의 책을 참고하여 작성한다.

안 되면
모두 남탓

비소 체질 아이는 어릴 때부터 부모와 어른스러운 대화를 나누며, 때때로 중요한 문제에 대하여 영리하면서도 심오한 의견을 제시하기도 한다. 비판적인 능력이 발달되었을 뿐만 아니라 기름칠을 잘한 기계처럼 그 마음이 질서 있게 훈련되고 때로는 세련되어 있다.

비소 체질 아이는 자신의 능력에 대해서 자랑스러워한다. 태어날 때부터 어려운 일을 해결할 수 있는 능력이 충분하다. 자신만의 문제가 아니라 다른 사람의 문제를 해결할 수 있는 능력도 가지고 있다. 자신의 의견은 대부분 옳고 자신이 가장 영리하다고 느끼기 때문에 다른 사람과 의견이 맞지 않을 때는 상대방을 비웃거나 그들과 불협화음을 내는 경우가 많다. 하지만 같은 이유로 그가 다른 사람들보다 더 많은 것을 알고 있다는 것과 자신의 뛰어난 수행능력 덕분에 다른 사람들이 자기를 신뢰하게끔 만든다. 이러한 아이는 자신의 동생이나 심지어는 병을 앓고 있는 부모를 돌볼 수 있을 만큼의 능력을 가지고 있다.

자신이 항상 옳다고 믿기 때문에 다른 사람 탓을 하는 경향이 있다. 어떤 일을 망치게 되면 다른 사람의 조언이 잘못된 것이고, 연주회를 망쳤다면 교사가 잘못 가르쳤다거나 악기가 잘못되어 연주를 망친 것이고, 정보를 제대로 받지 못했다면 누군가 의도적으로 잘못된 정보를 준 것이라고 말하는 식이다.

비소 체질은 도달할 수 있는 것보다 더 완벽을 추구하는 성격이기 때문에 끊임없이 어디서나 불평을 늘어놓는다. 이러이러한 것은 나에게 맞지 않아 좋지 않고, 친구들은 나를 실망시키고, 우리가족은 무능해서 무엇 하나 제대로 할 수 없고, 우리 팀이 내 말만 들었어도 이겼을 텐데 시합에서 진 것은 팀원들이 무능력하기 때문이라고 말하는 식이다.

이렇게 남의 탓을 하는 성격은 오징어 체질과 비슷하지만 불평을 하지 않는 인 체질의 특성과는 대조된다. 인생을 즐기고 인생의 좋은 점만 바라보는 인 체질 아이는 삶의 어려움과 불쾌한 것들을 무시하려고 노력하며 불평하거나 남의 탓을 하는 경우는 드물다.

중도는 NO! 극단적인 성향

삶의 방식이 전반적으로 빠르고 결정적이면서도 태도나 취향에서 섬세한 성향을 보이는 비소 체질 아이는 명확한 의견을 가지고 있어서 전부 아니면 아무 것도 아니고 검은 것 아니면 흰 것이라는 반응을 보인다. 한 사람을 정말 싫어하거나 정말 좋아하며, 정말 존중하거나 정말 무시하는 등 극단적인 성향을 나타내므로 중도는 없다.

이러한 성향은 말을 하는데 있어서 더 두드러지게 나타난다. 과학 교사에게 "완벽한 바보"라고 말한다거나 게임에서 지게 되면 "팀의 감독이 총에 맞아 죽어야 한다"라고 이야기한다.

심지어 어린아이가 화를 내며 "건이를 파티에 초대하기 싫어. 나는 민지와 정수만 초대할거야. 건이가 사촌형이어도 상관없어. 걔는 너무 바보 같아서 싫어!"라고 말한다.

비소 체질 아이는 자신의 기대에 부응하며 살아갈 수 있는 (운 좋은) 사람들과는 충성스럽고 사려깊은 친구가 될 수 있지만, 자신의 높은 기준에 부응하지 못하는 '실패한 인생'들과는 친구가 될 수 없다. 심지어는 구분짓는 능력이 뛰어나기 때문에 사람들의 상대적인 가치를 서로 비교한다. 그는 어떤 도덕적·지적 계층에 있어서 그리고 자기의 선호도에 있어서 누가 어디에 속해 있는지 정확하게 알고 있지만 표현하지는 않는다. 아홉 살짜리 비소 체질 아이가 이런 표현을 하기도 한다. "혜미는 은서보다 더 좋은 친구야. 혜미는 진정한 우정을 아는 것 같아. 은서는 항상 패배자였어." (할미꽃 체질 아이나 석송 체질 아이는 친구들을 조건 때문에 사귀지는 않으며, 남들과 비교하는 것을 싫어한다. 그들은 이런 식으로 표현하지 않는다.)

이러한 종류의 반응은 취향에서도 표현된다. 역사 과목은 정말 좋아하고 영어는 싫어한다. 야구를 정말 좋아하지만 축구나 미식축구를 싫어한다. "미식축구는 바보 같은 게임이야. 축구는 지겨워. 하지만 야구는 달라. 야구는 정교한 게임이야'라고 다른 사람이 반대 의견을 제시할 여지를 남겨두지 않고 자기주장을 마무리한다. 비소 체질은 자신의 명확한 의견을 가지고 있으며 의견 차이를 논의하기 좋아하는 유황 체질이나 소금 체질 아이들과는 전혀 다른 성격을 보인다.

때때로 비소 체질 아이는 나이에 걸맞지 않게 공포와 불안감을 잘 느낀다. 학교 버스를 놓치거나 학원수업 시간에 늦는 것, 혹은 아버지가 출퇴근 전철을 놓칠까봐 걱정하는 등 시간 엄수에 대해 걱정이 크며 용돈을 남들보다 적게 받을 것이라는 불안감 등 돈에 대해서도 걱정이 많다. 씀씀이가 많은 인 체질 아이와는 대조적으로(가끔 유황 체질 아이도 여기에 해당된다), 비소 체질 아이는 용돈을 쓰는데 조심스럽고 다른 사람이 돈을 무분별하게 쓰는 것을 싫어한다.

부모가 필요한 물건을 사려고 할 때도 "우리가 그걸 살 돈이 있어요?"라고 질문하는 아이다. 비소 체질 아이가 돈을 소비하는 데 있어서의 마음가짐을 잘 표현해주는 단어가 바로 '검소'이며, 이러한 생각은 나중에 커서도 재정적인 문제를 과하게 걱정하는 것으로 연결된다.

또한 병에 관한 두려움이 크며(진심으로 증상을 상세하게 묘사한다), 죽음에 대한 두려움이 있다. 바이러스성 배탈만 나도 "내가 이렇게 죽는 것 아냐" 하고 걱정한다. 자신과 다른 사람의 안전과 사고에 대해서도 두려워한다. 만약 가족이 바다에서 수영을 하고 있으면 거대한 파도가 가족을 덮쳐 떠내려 갈지도 모른다는 걱정을 한다.

아이가 다른 사람에게 주의를 주는 이유는 단지 걱정과 두려움이 많아서 그러는 것은 아니다. 다른 사람의 삶을 감독하고 조정하기를 좋아하기 때문이다. 네 살짜리 여자아이가 엄마가 외출할 때마다 "열쇠는 챙기셨어요? 지갑은요? 물건 살 목록 잊지 않으셨죠? 자동차 기름은 충분해요?"

라고 묻는다. 그리고 엄마와 장을 보러 가면 무엇을 고를지 엄마에게 꼼꼼하게 지시한다. 할미꽃 체질 아이가 엄마의 어린 조력자라면 비소 체질 아이는 엄마에게 명령하는 어린 장군으로서 언제라도 엄마가 할 일을 자기가 떠맡을 준비를 하고 있다.

아침 일찍 일어나는 깔끔한 아이

비소 체질 아이는 친구들의 일에도 참견하기 좋아한다. 친구들이 어떻게 하면 더 잘할 수 있는지 명령하고 지시하는 경우가 많다. 친구들과의 관계에 있어서도 일정한 거리를 둔다. 예를 들어 친구와 전화통화를 할 때 언제 끊을지 결정하는 것도 비소 체질 아이의 특성이다. 이렇게 남을 통제하려는 욕구가 그의 생애 전반에 계속되는 습관일 수도 있다.

한참 부주의하고 어지럽히는 시기인 사춘기 때도 세심한 모습을 보인다. 비소 체질 아이는 지저분한 것이나 무질서, 부정확을 참지 못한다. 그의 옷은 청결하고 방은 항상 깨끗하며 책상은 정리정돈이 잘 되어 있다.

행동은 항상 신중하며 약속을 잘 지킨다. 더 나아가서 완벽성을 추구하기 위해 자기 몸을 완전하게 통제한다.

여자아이 같은 경우 나중에는 전형적인 섭식장애의 모습을 표출하는데 음식의 유행이나 다이어트에 신경을 쓴다. 다른 친구들과 경쟁심이 유발되어 친구들보다 날씬해야 한다는 강박관념이 있고 조금 먹어도 살 수 있다는데 스스로 은밀하게 자랑스러워한다.

비소 체질 청소년은 자신의 에너지를 사회의 유익한 일에 사용하려 하고 자제력을 발휘한다. 탁월한 능력을 발휘하고 자신의 재능을 최대한 활용하여 이 세상에 큰 기여를 할 수 있는 가능성을 보여준다. 비소 체질 아이는 강한 정신적 특징을 나타내는 반면 여러 가지 특이한 육체적 특징도 있다. 예를 들면 정신적으로 불안정하면 앞뒤로 왔다갔다 걸어 다니거나 손이나 손가락을 가만 두지 못하는 등 육체적으로도 불안정한 성향을 보인다.

비소 체질 치료제는 비소 체질에 호발하는 알레르기 천식이나 건초열(봄철에서 여름에 걸쳐 식물의 개화기에 나타나는 알레르기성 비염으로, 가축용 건초를 만드는 계절과 일치하여 붙은 이름이다.-역주), 눈이 가렵고 눈물 콧물이 나며 코밑이 빨갛게 되는 감기를 해결해줄 수 있는 명확한 치료제다. 피부가 건조해지거나 가려움증을 동반한 습진, 위·장의 타는 듯한 통증과 설사에도 비소 체질 치료제를 사용할 수 있다.

비소 체질은 특성도 뚜렷하게 드러난다. 대개 늦게 자고 늦게 일어나는 습관을 보이는 사춘기 시절에도 비소 체질 아이는 일찍 자고 아침 일찍 일어나서 아침공기 마시는 것을 좋아한다. 종종 증상이 자정이나 새벽 2시 전후에 악화되지만 이것도 주기적으로(하루, 1주일, 보름, 한달, 1년 등) 일어나는 일이라 그렇게 걱정스러운 것은 아니다.

비소 체질에게
나쁜 환경과 좋은 환경

온도에 민감한 체질로서 찬 공기, 찬 물, 비오는 날에는 악화되며, 여러 가지 형태의 따뜻함, 즉 따뜻한 방, 따뜻한 목욕, 아픈 부위에 따뜻한 것을 대주거나 따뜻한 일광욕 등이 몸 상태를 좋게 한다. 유리 체질 아이와 마찬가지로 비소 체질 아이도 잠들기 위해 양말을 신어야 하는 경우가 있고 밤중에 깨어 다시 잠들기 힘들면 핫팩을 사용하거나 뜨거운 음료를 마셔야 잠이 들 수 있다. 이 체질은 특이하게도 몸은 따뜻한 것이 좋으나 머리는 차가운 것을 좋아하여 창문을 열고 잔다.

걷거나 움직일 때, 침대에 누워있을 경우엔 일어나 앉거나 높은 베개로 머리를 높이기만 해도 몸의 상태가 좋아진다.

음식을 먹음으로써 편안해진다. 먹기를 거부하는 아이는 음식이 메스껍다거나 배를 아프게 한다고 불평하기도 한다.

비소 체질 아이는 자신의 불만을 들어줄 상대방이 있으면 편안해하고, 혼자 있을 때는 두려움과 공포 때문에 상황이 악화된다.

질산은 체질

Argentum nitricum

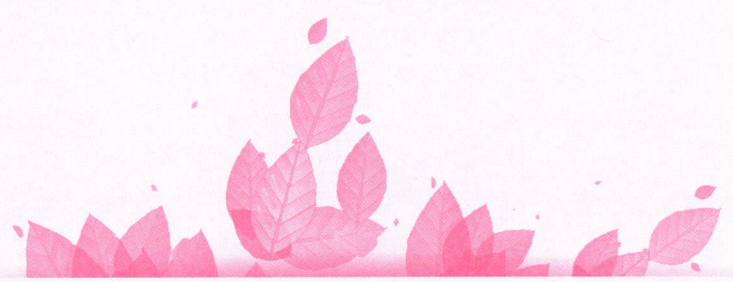

질산은은 구리나 은을 녹이는 성질이 있으며, 다이너마이트 등 폭발물의 재료로 쓰인다. 은은 금속 중에서 열과 전기에 대한 전도성이 최대이며, 항균성도 뛰어나다. 질산은 체질은 모든 문제를 빨리 그리고 미리 생각하는 경향이 있으며, 충동적이고 심하게 빤짝거리는 예기불안이 모든 생활에서 문제다. 예를 들어 작은 시험은 괜찮은데 큰 시험에선 머리가 백짓장처럼 하얘지는 등 큰일에 잘 적응하지 못하는 체질이다.

질산은 체질 치료제는 질산은의 파동에너지를 이용해서 만든다.

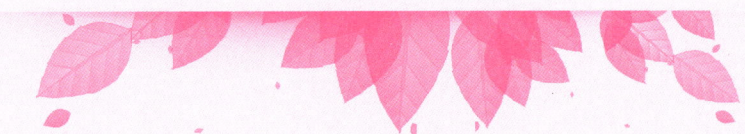

내면에서 충동적이고 혼란스럽게 끓어오르는 생각들, 예기불안들

두려움과 걱정이 많은 아이들은 대체적으로 비소 체질인데, 질산은 체질 또한 이런 특별한 특성을 가지고 있다. 구체적인 걱정거리를 마음속에 담아두고 깊이 있게 이야기하기는 어려워하는 경향이 있다. 이러한 걱정거리의 배경에는 자신의 안전과 관련되어 있다. 예를 들어 부모가 잠깐 집을 비우고 혼자 있을 때의 두려움과 자신이 하는 일에 있어서 좋은 결과를 얻지 못한다는 것에 대한 두려움이 있다.

한 아이가 가장 친한 친구 집에 놀러가는 것을 거부하는데 그 이유는 다른 친구가 자기 집에 놀러올지도 모르기 때문이다. 비슷한 예로 고소공포가 있는 아이는 친구 집으로 가는 길에 그들이 건너고 있는 다리가 무너질까 걱정하기도 한다.

또 다른 예를 살펴보면, 학교를 좋아하던 아이가 갑자기 학교버스를 타야 할 때 배가 아픈 경우가 있다. 한 시간쯤 지나면 복통이 없어지고 부모가 학교에 데려다준다. 여기에는 학교버스는 시끄럽고 사람이 너무 많아서 아이가 열악한 상황을 견딜 수 없다는 내면의 뜻이 들어 있다.

사람이 많은 레스토랑이나 극장, 비행기 혹은 주말 저녁에 영화나 외식하러 가는 것을 두려워하는 아이들의 경우 그 원인이 폐쇄공포증 때문일 수도 있다. 비행기에 타면 폐쇄공포증이 있는 사람들이 나갈 방법이 없고 고소공포증을 유발할 수도 있기 때문이다.

　어떤 한 아이가 아무런 말도 없이 학교의 음악부(또는 체육부) 활동을 취소한다. 이 아이는 실력이 뛰어나서 부서활동을 즐기던 아이였다. 갑자기 활동을 중단한 이유를 알아보니 얼마 지나지 않아 음악연주회(또는 체육대회)에 나가서 자신의 실력을 대중 앞에 보여야 한다는 불안감 때문이었다.

　비소 체질 아이와 질산은 체질 아이의 분명한 차이점은 비소 체질 아이는 걱정을 하더라도 자신의 할 일은 다한다는 것이다. 즉 걱정이라는 정신상태가 아이의 수행능력을 침해하거나 방해하지 않는다. 비소 체질 아이는 이러한 걱정과 두려움을 완전히 극복하지 못하면서도 그래도 뛰어난 수행능력을 보인다. 그러나 질산은 체질 아이의 경우는 이와는 대조적으로 걱정 때문에 이 세상에서 잘 어울리지 못한다. 질산은 체질은 동기를 숨기기 때문에 다른 사람들 눈에는 그의 행동이 기이하거나 부적절하고 극단적으로 보일 수도 있다.

　어떤 여자아이가 쾌활하고 재미있는 손님들이 집에 놀러왔는데 반시간 정도 다른 방으로 들어가서 나타나지 않았다. 이 아이는 눈병이 잦아서 은이 포함된 동종요법 안약으로 치료를 받고 있던 질산은 체질이었다. 얼마 지나지 않아 손님이 뿌린 향수(또는 헤어스프레이)가 아이의 눈을 자극했다는 것이 밝혀졌다. 아이가 부모에게 이러한 사실을 이야기하는 것을 망설인 이유는 향수(또는 헤어스프레이)를 뿌린 여성이 무안할까봐 걱정되었기 때문이다.

또 다른 여자아이는 오른쪽 코에서 코피가 자주 나서 질산은 체질 치료제를 정기적으로 처방받고 있었다. 하루는 친척들이 다 모인 대가족 잔치에서 누군가가 가져온 특별한 초콜릿을 몰래 자기방에 감추어둔 것이 발견되어 욕심쟁이라고 비난을 받았다. 그런데 나중에 엄마에게 꾸중을 들으며 이 여자아이는 초콜릿 통의 뚜껑을 열고 초콜릿 위에 조그만 흰색 벌레들이 기어다니는 것을 엄마에게 보여주었다. 벌레가 생긴 초콜릿 선물을 사온 친척이 무안할까 걱정되어 선물을 감춘 것이었다.

두 가지 경우 모두 다른 사람에 대한 배려로 상대방을 창피하게 하는 것보다 자신이 오해받거나 비판받는 편을 선택한 것이다.

복잡한 동기와 함께 이타주의적인 우려감으로 인해 질산은 체질 아이는 어릴 때부터 이상한 행동들을 자주 하는 것처럼 보인다.

침을 너무 많이 흘리는 두 살짜리 아이에게 질산은 체질 치료제를 처방해준 적이 있었다. 아이는 한번씩 기이한 행동을 하곤 했는데 특히 저녁이면 더 심해졌다. 크리스마스 며칠 전에는 트리 전등을 엄마가 켜기 전에 자신이 켜보겠다고 침에 젖은 손으로 전기플러그를 소켓에 꽂으면서 감전이 되기도 했다. 앞으로는 트리 전등을 켜지 말라고 경고하고 금지를 시켰음에도 불구하고 아이는 잘 깨닫지 못한 것같이 보였다. 다음날 엄마가 크리스마스 트리의 전등을 켜려고 하는데 아이가 옆에서 엄마를 제지시키며 자기가 직접 하겠다고 우기는 것이었다.

하지만 이 아이는 자기가 경험한 것을 적용시켜 생각했기 때문에 엄마 또한 전등을 켜게 되면 감전당할지도 모른다는 두려움에 엄마를 막으려고 한 것이었다.

좀 더 확실하게 말하자면 질산은 체질 아이의 깊게 자리 잡은 걱정의 동기는 자기희생적이면서도 어느 정도 자기방어적이며 남을 이용할 수도 있다.

일어나지 않은 일을 미리 걱정하는 아이

이기적이고 게으른 질산은 체질 아이는 가족 간의 수칙을 지키지 않고 집이나 학교에서 자기가 할 일을 피하려고 의도적으로 이상하고 기이한 행동을 시작한다. 이상하고 기이한 행동을 하는 이유는 제멋대로이고 비효율적이며 무책임하게 행동하면 다른 사람들이 자신에게 덜 기대하게 될 것이고, 그로 인해 자기책임이 면제될 것이라는 것을 미리 다 계산한 것이다. 목적을 위하여 질산은 체질 아이는 두통, 복통, 관절통이나 눈이 아프다고 꾀병을 부릴 수도 있다.

질산은 체질 아이의 우려는 과도한 상상력과 복합되어 나타날 수 있다. 그리고 나쁜 상상을 주로 하게 된다. 그리고 '만약'이라는 가정 아래 모든 상상에 집착한다. '만약 이 트럭이 사고를 내서 내가 다치면 어쩌지?' '만약 지금 다가오는 이 사람이 범죄자여서 나를 공격하면 어쩌지?' '만약 내가 있는 이 영화관에서 불이 나서 내가 제시간에 탈출을 하지 못하면 어쩌지?'(이러한 '만약'의 상상 때문에 복도나 비상구와 가까운 위치의 좌석에 앉는다) '우리가 통과하고 있는 터널이 갑자기 무너지면 어쩌지?' 혹은 '만약 우리가 건너고 있는 다리가 갑자기 무너져서 자동차가 떨어지면 어쩌지?'라는 상상을 하게 된다.

더 걱정스러운 것은 과도한 공포 때문에 자제할 수 없을 것 같은 두려움이다. 청소년들은 높은 빌딩에서 창문 밖을 내다보거나 벼랑 끝에 접근하면 두려움에 사로잡히는데 그 이유는 '내가 높은 곳에서 뛰어내리려는 충동이 생기면 어떻게 하나'라는 걱정 때문이다.

집안일을 도와주고 싶은 의향이 있음에도 불구하고 아이는 설거지하는 것을 망설이는데 그 이유는 '내가 설거지를 하는 도중에 그라인더에 손을 집어넣고 싶은 충동이 생기면 어떡하지?'라는 걱정 때문이다. 낮에 그를 괴롭히는 이러한 생각은 자려고 누웠을 때 무서운 일이 일어날까봐 잠들 수 없게 한다.

질산은 체질 아이의 우려 섞인 상상력은 끝이 없기 때문에 아이의 걱정은 한 단계 나아가 가상적인 재난에 대한 죄책감을 느낀다. 이 유형의 아이는 자신의 과거 부주의가 다음과 같은 재난으로 이끌었다는 생각에 사로잡힌다. '만약 내가 남동생을 돌보고 있을 때 열린 문을 통해서 동생이 창문 밖으로 나가서 3층 높이에서 떨어지면 어쩌지?' '그렇다면 나의 기분은 어땠을까?' '그리고 나는 내 자신을 어떻게 용서하지?'라는 의문을 갖는다(완벽주의 성격인 비소 체질 아이도 이와 비슷하게 가상적인 그리고 죄책감을 일으키는 걱정과 두려움이 있다).

특히 질산은 체질의 불안 유형은 앞으로 있을 사건이나 행사에 관해서 미리 걱정한다는 것이다. 연주회나 면접, 시험 또는 체육대회를 위해 많은 준비를 했음에도 불구하고 이러한 모든 일을 수행하는데 성공하지 못할지도 모른다는 우려를 한다. 심한 예기불안 때문에 공연이 실패할 수 있다고 걱정하기도 한다. 너무나도 긴장해서 목소리가 안 나올 수도 있고, 집중할 수 없거나 기억이 안날 수도 있고, 몸이 제대로 움직여지지 않을 수도 있다는 점을 미리 걱정한다.

때로는 아이가 행사 직전에 속으로 떨거나 눈에 보이게 심하게 사지를 떨기도 한다. 이런 증상이 있을 때는 질산은 체질 치료제가 잘 듣는다.

더 나아가서 이렇게 공연할 때의 긴장감은 아이가 걱정하는 '만약'이라는 생각 때문에 더 복잡해진다. '만약 내 기억력이나 집중력이 떨어지면 어떡하지?' '내가 모든 공연을 망치면 어떡하지?' 공연을 망칠 것 같은 이런 과도한 불안은 결국 두려워하는 결과를 초래한다.

비소 체질, 유리 체질, 석송 체질도 공연을 앞두고 비슷한 불안감을 느끼지만 대개는 무난하게 지나간다.

질산은 체질 아이가 비소 체질 아이와 공통점을 보이는 특성 중 하나는 성급함, 그리고 어떤 일을 하는데 있어서 가장 빠른 방법으로 해야 한다는 점이다. 두 아이 유형 모두 그들이 추구하는 것은 반드시 이룬다는 공통점도 있지만 차이점도 있다. 비소 체질 아이는 성급하지만 신중하고 조직적이고 능숙한 면을 보인다. 이와 대조적으로 질산은 체질 아이는 성급하면서도 충동적으로 반응하고 감정에 치우친 행동이 많다.

질산은 체질은 집중하려고 노력해도 정신적·육체적으로 조정이 부족하여 한 가지에 열중해서 하다가 다른 일로 바꾼다.

아이가 뚜렷한 예술적 재능(대개 미술)을 갖고 있거나 거기에 강한 관심과 열정을 나타내는 경우도 있으나 비소 체질 아이처럼 몰입을 잘하지 못하고 불안정한 인상을 준다. 너무 충동적이고 불안정한 질산은 체질은, 비소 체질 아이 같은 뛰어난 재능을 타고났을지라도 바람직한 특성을 나타내지도 못하며, 목표에 도달하지 못할 수도 있다.

질산은 체질 아이가 자기 뜻대로 되지 않아 불안함을 느낄 때에는 분노에 찬 목소리로 소리를 지르거나 주먹을 쥐고 가슴을 치는 경우가 있다. 좀 더 어린 아이는 땅을 발로 차고 주먹으로 치는 경우도 있다.

반대로 안정적인 질산은 체질 아이는 세 가지 두드러진 특성을 보인다. 날카롭고 관찰력이 좋으며, 사려 깊게 판단하려는 의식적인 노력으로 자신이 선택한 일에 대해 후회가 없도록 노력한다. 이러한 특성 때문에 상황을 정확하게 평가하거나 사람을 제대로 평가하는 능력을 가지고 있다. 즉 각적이고 구체적인 상황에 대응할 때 항상 명료하고 자기주장이 강하다.

질산은 체질에게
나쁜 환경과 좋은 환경

질산은 체질 치료제를 필요로 하는 아이의 육체적 증상은, 눈꺼풀 가장 자리에 농양을 포함하는 여러 증상, 결막염, 빛에 민감한 후두염, 인후염, 소화기증상, 신체 어떤 부위에 떨림이 있을 때 질산은 체질 치료제를 사용한다.

  아이는 따뜻하고 숨 막히는 방에서, 그리고 밤에 증상이 나빠진다. 압박해주고, 움직여주고, 차가운 야외로 나가면 몸의 상태가 좋아진다.

뱀
체질
Lachesis

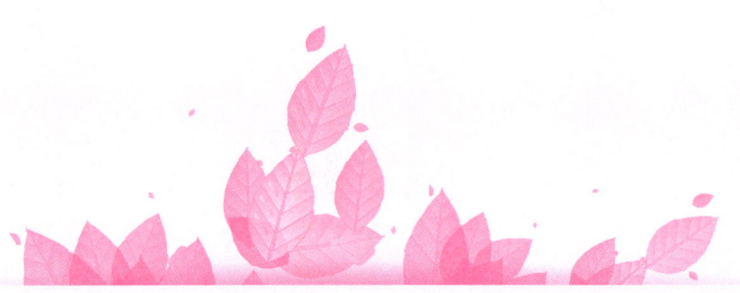

자존심이 강하고 기가 강하며, 무슨 일이든 리드하려는 경향이 있다. 질투심도 많고 자기과시욕이 강하며 추진력이 세다. 지혜롭고 영리하며 신중한 뱀띠의 성질과도 비슷하다. 방송인, 광고인 등이 많다. 뱀독의 파동에너지만을 채취해서 만든 치료제로, 중풍 치료에도 유용하다.

뱀 체질 치료제는 뱀독의 파동에너지를 이용해서 만든다.

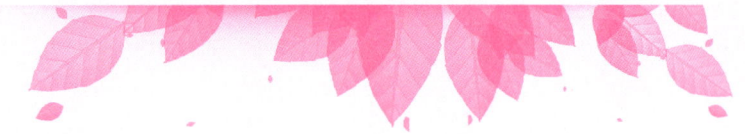

질투심과
소유욕이 강한 아이

뱀 체질은 매우 열정적이며 본능적으로 활력이 넘친다. 선천적으로 권위에 대한 편견을 갖고 있는데, 결과적으로 가끔씩 반항을 하기도 한다. 명랑하고 말이 많으며, 입심도 좋다. 입심이 좋은 건 사실 매우 독특하다. 말들이 서로 구르고 방해하면서 세 가지 새로운 생각들을 한 번에 표현하고 이 주제에서 저 주제로 정신없이 옮겨 다니며 귀로 들을 수 있는 것보다 빠르게 나온다. 한숨도 자지 않고 밤을 새고도 그 다음날 기운이 좋을 만큼 육체적 에너지가 높은 뱀 체질은 상당히 발랄한 동물적 야성을 가지고 있다.

이 치료제를 가장 필요로 하는 정신적인 증상은 질투심이다. 새로운 가족이 된 아기, 부모의 애정을 차지하기 위한 형제자매의 경쟁이나 다른 이에게 관심을 빼앗긴 부모에 대한 질투심으로 인해 어린 뱀 체질 아이는 육체적으로 병이 생길 수 있고 문제행동을 일으킬 수 있다.

질투심에 괴로워하고 있을 때는 뱀 체질이 아닌 다른 체질의 아이들도 종종 뱀 체질 치료제를 필요로 한다. 뱀 체질의 소유욕은 단지 가족에게만 느끼는 것이 아니다. 뱀 체질 아이는 자신이 받아야 된다고 생각하는 애정이나 관심을 누군가에게 빼앗기면 반발한다.

뱀 체질 아이, 특히 여자아이는 친구들 사이에서 완전하고 독점적인 친구관계를 요구한다. 그 보답으로 최선의 친구관계를 유지할 준비가 되어 있지만, 그녀가 어느 순간에 백팔십도 바뀔지는 아무도 모른다.

예를 들어, 한 여자아이는 매우 좋아하는 반 친구에게 선물을 지나치게 많이 주며, 숙제도 잘 도와준다. 하지만 별다른 이유 없이 갑자기 친구에 대하여 음모를 꾸밀 수도 있다. 그리고 또 갑자기 관계에 충실해진다. 뱀 체질 아이의 욕망은 어떠한 수단을 써서라도 강하게 최선의 관계를 유지하려는 것으로 나타난다. 이러한 최선의 관계를 유지하는 동안에도 뱀 체질 아이는 상대방이 자신에 대해 최선의 관계를 유지하는가에 대해 의심을 하고 자신을 배신하지 않는지 두려움을 가지고 있다. 따라서 학교에서 인기 있고 성공하고 싶어 하는 한 여자아이는 같은 반 친구의 경쟁력에 불평하고 기량을 질투하고 그 친구를 의심하며 음해하는 음모를 꾸미기도 한다.

이런 질투와 의심의 와중에 자기 정당화를 하면서 자신의 나쁜 감정과 행동을 명백하게 친구 탓으로 돌린다.

나이에 비해 지혜롭고 현명한 아이

뱀 체질의 불신은 종종 눈을 통해서 드러난다. 뱀 체질 아이들은 빠르고 기민하게 다 안다는 듯한 눈치를 가지고 있고 의심 많은 눈초리도 가지고 있다. 아니면 반쯤 감은 눈꺼풀이나 곁눈질로 의심스럽게 응시한다.

이러한 성향은 미로에서 의심 많은 사람들과 함께 있으면 돋보인다. 다른 이들의 강점과 약점, 동기를 날카롭게 꿰뚫어보고 행동과 반응을 예상할 수 있으며, 이렇게 하여 상대방을 완전히 공감하게 만들고, 가끔 차질이 생기기는 하지만 수 년 동안 자신에게 의미 있고 중요하며 진지한 교우관계를 꾸며낼 수도 있다.

열정적이고 말이 많으며 강렬하게 튀는 성격과는 반대로 보이는 뱀 체질 아이도 있다. 부끄러움과 내향성, 실제로 이러한 특성들은 열정적인 본능과 탐구심을 통해 드러난다. 복잡한 인생에서 달인이 되는 것과 침착하게 관찰함으로써 인생의 역설을 이해하고 싶어 하는 생각을 속에 감춘 것이다. 눈이 감겨 있고 움직이지 않으면서도 항상 지켜보는 뱀처럼 말이다.

가끔 탁월한 언어능력을 보일 때도 있다. 특정한 주제(종종 도덕적인 갈등을 다루는 주제)에 대해서는 상습적으로 할 말만 하는 뱀 체질 젊은이조차 진행을 억제할 수 없는 말들로 느낀 바를 나타내기도 한다.

방과 후 두통이 아주 심한 열한 살짜리 조용한 뱀 체질 여자아이가 있었다. 아이는 역사 시간에 거론되었던 도덕적 쟁점들에 오랫동안 사로잡혀 있었고, 중세기 기독교의 역설에 대하여 아주 흥미로워했다. 교회는 전쟁을 통해 유럽 문명에 진보적인 영향을 미쳤을까 아니면 퇴행하는 영향을 미쳤을까? 기독교는 문화, 교육, 세련된 품행을 전해 주었을까 아니면 무지, 미신과의 전쟁을 야기했을까? 이 역설적인 영향은 세계의 다른 종교들에도 다 해당되는 것일까? 아이는 이러한 참으로 어려운 개념들을 느끼고 이해하려고 노력하고 있었던 것이다. (방과 후에 두통을 느낄 수밖에!)

성숙한 지성은 상대주의와 역설을 인식할 수 있고 도덕적인 갈등에 대한 감각이 있다. 그리고 뱀 체질 아이들은 나이에 비하여 현명하다. 뱀 체질은 어린 여자아이들에게 더 흔하며, 여자아이들이 남자아이들보다 더 빠르게 어른스러워진다.

걸음마를 배우는 아이 때부터, 뱀 체질 여자아이는 두드러지게 용감하고 분명하며 고압적이다. 그들은 낯선 사람에게 겁 없이 다가가 성인 대화에 참여할 것이다. 또한, 자신이 원하는 것뿐만 아니라 정확히 그들이 원하는 것에 대해서 어떻게 느끼는지 왜 주의를 기울여야 하는지에 대해 표현하는 것을 망설이지 않는다. 그리고 다른 이들의 행동에 대한 자신의 의견을 용감하고 솔직하게 말한다.

반항적이고 파괴적인 에너지를 잘 다스려야

평화로운 성향을 가지고 있는 네 살짜리 여자아이가 갑자기 설명할 수 없는 변화를 겪고나서 형제자매에게 심하게 비난을 하고 주먹을 휘둘렀다. 잘못된 행동에 대해서 부모가 엄중하게 질책하며 처벌하려 하자, 아이가 소리지르며 달려들었다. "엄마 아빠는 동물이야! 사나운 동물! 아니, 동물보다 못해. 최소한 동물들은 자기 새끼를 사랑하고 당신들처럼 처벌하지 않아. 동물일 뿐만 아니라 정말 짐승들이야!"

주목할 만한 것은 두 단어의 차이를 아는 아이답지 않은 지성이다.

아이는 이성을 잃고 며칠 동안 투덜댔다. "산타클로스 할아버지가 크리스마스에 너를 기억 못할 거야"라는 위협에 아이는 이렇게 말했다. "상관없어! 아빠, 엄마, 하느님, 산타클로스 다 싫어!" 아직 마음속 투쟁이 눈에 보인다. "나도 착하고 싶어. 내 마음은 착하고 싶고 많이 노력하지만, 내안에 어떤 것이 날 나쁘게 만들어. 나쁜 부분이 너무 싫어, 하지만 어쩔 수 없어." 아이는 마치 어떠한 내면의 힘이 자신을 난동부리게 만드는 것처럼 흐느꼈다.

이 아이는 뱀 체질 치료제를 먹고 방으로 올라갔다. 한 시간 뒤 아이는 내려와서 자신이 나쁜 부분을 이겼고 평생 착하게 살겠다고 조용하고 간단하게 알렸다. 그리고 아이는 말대로 행동했다. 아이를 사로잡고 있던 어떤 파괴적인 힘에서 벗어나 거친 성질은 다시 돌아오지 않았고 이후에는 가정에서 중재자의 역할을 맡았다. 아이에게 내재되어 있던 반항적이고 파괴적인 에너지가 뱀 체질 치료제 복용 후 협력하며 창조적으로 변한, 굉장히 매력적인 예라고 할 수 있다.

뱀 체질은 가끔 뚜렷한 유머감각을 구사한다. 흑연 체질 아이가 학급에서 유머감각 뛰어난 개그맨이라면, 뱀 체질 아이는 유머를 구사하는 영리한 특성으로 인해 학급에서 영향력 있는 위치에 서는 것은 물론 재치 있는 학생으로 주목받는다. 그러나 가끔 이 아이는 양날의 칼 같은 재치를 자신의 어려움을 덜거나 가족이 처한 견디기 힘든 상황을 엄폐하는데 사용한다.

청소년기 남자아이들이 학교와 공부에 대항하는 사례는 몇몇의 뱀 체질 특성의 완벽한 예를 보여준다.

한 뱀 체질 학생이 표면상 고통스러운 목 감염의 기질이 보여 억지로 동종요법 치료를 위해 의사에게 끌려왔다(뱀 체질 학생은 뱀 체질 특유의 목에 이물감을 느낀다고 말한다. "침을 삼키는 게 큰 산을 하나 넘어가는 것 같다"고도 표현한다). 하지만 실제로는 학교에서 반항하고 난동을 부리는 성향 때문에 상담을 위해 보내졌다. 이 학생은 똑똑하지만 숙제를 늦게 제출하고 교실 학습을 회피하는 등 공부에 대한 책임감이 전혀 없었다. 대신 수업 분위기를 망치는 농담을 하고 학교를 비하하는 유머러스한 발언을 하며, 선생님을 조롱했다. 학생의 부모는 이혼 위기를 겪고 있었고, 형은 얼마 전에 사고로 불구가 된 상태였다. 그렇다고 할지라도 그 학생이 다른 학생들의 시간을 낭비하는 것은 정당화할 수 없고 그 학생의 입이 대중을 선동하는 성향으로 반 친구들에게 비슷한 반항심을 일으키는 것은 용납될 수 없었다. 그는 의심이 많으면서도 직관력 있는 학생이었다.

문제 학생은 상담 후 자신이 동종요법 치료를 받는 목적이 목 감염 때문만이 아니라, 자신의 문제행동 때문이라는 것을 직감적으로 알아차렸다. 치료가 시작되면서 학생은 의사를 곁눈질로 보며 말했다. "뱀독이나 그런 비슷한 것은 안 주셨으면 좋겠네요."

뱀 체질 치료제를 혀 밑에 넣으면 작은 알갱이들이 지체 없이 빠르게 녹아서 흡수된다. 만일 뱉어낸다 해도 이미 흡수된 뒤다(동종요법 치료제는 에너지 치료제이므로 혀에 접촉하자마자 곧바로 에너지로 흡수된다. 그 효과는 몇 주 지속되기도 한다).

뱀 체질 치료제를 투여한 후 몇 주 동안 이 학생은 그 전과 별로 달라지지 않은 듯 보였다. 기한 내에 숙제를 제출할 기미도 보이지 않았고, 학교생활 태도도 바뀌지 않았다. 그러던 어느 날 아침, 그는 잠에서 깨어 반항적인 성향을 제쳐두고 교과서에 전념하기로 결심했다. "내가 왜 그런 결정을 내렸는지 모르겠어. 갑자기 공부를 열심히 해야겠다는 생각이 들었어"라고 나중에 말한다. 이것은 그의 정신세계에 뱀 체질 치료제가 어떤 미묘한 영향력을 끼쳤음을 보여주는 대목이다.

목 염증이나 감염에 효과적인 치료제

아이들에게 이 체질 치료제가 가장 필요한 신체적 상태는 목 염증이나 감염이다. 주로 왼쪽 목에 덩어리가 걸린 것 같고, 아무런 음식 없이 침만 삼키려는 것도 어렵고 고통스럽다고 한다. 차라리 딱딱한 음식을 삼킬 때가 낫다. 가끔씩 왼쪽 귀에서 찌르는 듯한 날카로운 고통을 느낀다. 왼쪽 이마나 눈이 욱신거리고 지끈거리거나, 왼쪽 머리에 심한 두통이 밀려오기도 한다. 코나 상처에서부터 과도한 출혈도 생긴다. 일반적으로 비정상적인 심한 출혈에는 우선 인 체질 치료제를 사용하고, 그것도 효과가 없을 때에는 뱀 체질 치료제를 사용한다.

심각한 피부와 패혈성 감염, 어둡게 붉고 푸르스름하면서 거무스름하게 변색되어 버린 궤양, 부기, 종창swelling : 곪거나 부어오름 등의 급성 상태에는 뱀 체질 치료제의 정신적·감정적인 증상을 생각해볼 필요도 없이 증상치료제로 사용할 수 있다.

뱀 체질은 유황 체질처럼 신체적·정신적으로 열을 만들어내므로 잠에서 깬 후 태양이 비쳐드는 더운 방, 여름의 더위, 곰팡이 냄새 나는 방, 뜨거운 음료수, 옷의 압박(특히 목과 허리를 두르고 있는 것) 이런 것들은 몸의 상태를 악화시킨다.

밤에 웃고 울면서 얘기하고(뱀 체질 여자아이는 거의 모든 어려움이나 문제를 수다를 떨며 풀 수 있다), 시원한 목욕 (특히 감염된 부분), 야외, 시원한 음료수는 몸의 상태를 호전시킨다.

뱀 체질 아이들은 밤에 에너지가 넘치며, 아침에 잠에서 깰 때는 기분이 좋지 않다.

충동
체질
Medorrhinum

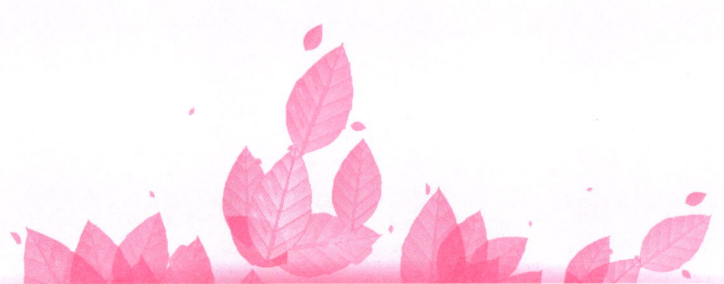

충동 체질은 임균 체질, 또는 습지 체질이라고도 하는데, 천성적으로 산소를 싫어하고 습한 것을 좋아하는 임질균은 공기가 잘 드나들지 못하는 곳에서 잘 자라므로, 산소가 풍부한 공기중에 노출되어 건조되는 경우에는 곧 죽어버리는 성질이 있다. 균의 성질이 급하고 충동적이다. 충동 체질은 고에너지 체질로, 급하고 충동적이므로 방향을 잘 이끌어줘야 한다. 책략을 꾸미고 비밀스러우며, 항상 혼돈을 야기하고 그것을 즐긴다. 마치 모든 것을 경험하려는 듯 금지된 것들조차 사랑하게 된다. 극단주의자라고도 할 수 있다. 성인이 되면 애정행각에까지 그런 면을 보이기도 한다.

충동 체질 치료제는 사멸한 임질균의 파동에너지를 이용해서 만든다.

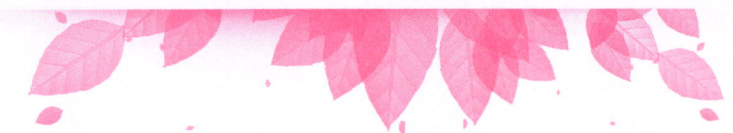

"나는 언젠가 정신이상자가 될지도 몰라"

충동 체질 아이들은 본성이 복잡한 편이다. 열정적이며 윤택하고 고에너지를 발산하는 한편, 이같은 에너지가 적절하게 이용되지 못하면 교활하고 이기적이고 다루기 힘들어질 수 있다.

충동 체질 아이는 끊임없이 무언가를 만지고 두들겨보고 자신이 원하는 것을 즉시 갖고 싶어서 무리한 일을 시도한다. 가끔은 안전성을 완전히 무시하고 주의를 기울이지 않는다. 이러한 행동은 사실 충동 체질의 지식과 정보를 습득하는 방식, 곧 그의 성격 깊은 면이 반영되는 것이다. 충동 체질은 어떤 정보가 믿을만 한지 확인되거나 심지어 이해하기도 전에 행동으로 옮겨야 한다. 왜냐하면 그에게 지식은 행동을 위해 필요하며 행동은 경험되어야 하기 때문이다.

영리한 충동 체질 아이도 난로가 뜨겁다는 정보를 말로만 들어서는 배울 수 없고 그것을 만져보고 스스로 한 번 이상 불에 데어봐야 알게 된다. 할 수 있는 것과 할 수 없는 것이 무엇인지 배우기 위한 조심성은 전혀 없다. 성급하게 행동하고 과도하게 반응하며, 뻔뻔스럽게 말하거나 사건과 상황을 한계점까지 밀어붙인다. 갈 때까지 가보는 스타일이다.

좀 커서도 성급하고 충동적이다. 항상 일을 재촉하며 지체되는 것에 화를 내고, 프로젝트가 어제 끝나지 않았다고 불만스러워한다. 하지만 이런 성격이 결국에는 그를 미루는 사람이 되게 한다. 체계적으로 접근하는 방법은 그의 인내심을 지치게 만드므로, 압력을 받으면서 일을 강행해야 할 마지막 순간까지 일을 미루는 경향이 생긴다.

학생이 되면, 주말(그리고, 할 수 있을 때는 주중까지) 숙제를 일요일 저녁까지 미룰 것이다. 그런 다음 밤늦게까지 서둘러서 할 것이다. 그런데도 어떻게든 시간 안에 숙제를 마치고 괜찮은 점수를 받는다. 그 이유는 체계적이지 못한 일 습관에도 불구하고 일정 수준의 정신력이 서서히 발휘되기 때문이다.

충동 체질은 애매한 형태의 영감을 접어뒀다가, 다시 붙잡고, 다시 접어두는 방식으로 애매한 어떤 정보가 점차적으로 확연해지게 하는 방식으로, 그의 마음 한구석에서 영감이 숙성되게 한다. 그리고는 갑자기 강요당할 때 그렇게 숙성되어온 생각들이 일관성 있는 마무리 작품으로 함께 나온다. 사실 에너지를 생기게 하는 압박이 없다면 아이는 집중하기 힘들어하고, 성과도 밋밋하다.

서두르고 돌발적인 그의 정신상태는 말투에서 종종 드러난다. 그는 이어지는 생각의 흐름이나 영감을 잃어버릴까봐 두려워하는 것처럼 자신을 성급하게 소개한다. 어디서 나오는지 모르고, 어디에서 끝날지 모르는 것 같은 그의 충동적인 생각을 보면 충동 체질은 유황 체질처럼 더 나은 세상을 만드는 것에 대해 얘기하는 것을 좋아하는 체질 중 하나다.

가끔 그의 말투에서는 정신적 혼란이 드러난다. 아이는 같은 말을 되풀이하거나 말을 하다가 말고 중단하거나 아니면 측백나무 체질 아이처럼 말이나 생각을 잊어버린다.

　때로는 강렬한 에너지가 파괴적인 행동으로 표현되기도 한다. 아이는 말썽꾼이다. 겉으로 드러나게 결핵 체질 만큼 파괴적이지는 않으나 충동 체질은 책략을 꾸미고 더 비밀스럽다. 항상 혼돈을 야기하고 그것을 즐긴다. 물론 그에게는 이러한 행동이 정당화된다. 그 이유는 그의 행동에 항의를 하거나, 그의 욕망에 방해를 하거나 그의 요구에 응하지 않는 모든 사람은 '적'이라고 몰아버리기 때문이다. 어떤 수단도 정당방위로서 허용된다. 교활하고 이기적이고 다루기 어려운 젊은 충동 체질은 그의 에너지가 건설적으로 사용될 방향을 잃었을 때 종종 그렇게 된다. 충동 체질은 언젠가 자신이 정신이상이 될 거라고 걱정한다.

너그러운 충동 발휘할 수 있게 방향을 잘 잡아줘야

　이 체질은 가치가 있는 일에 자신의 관심을 돌리면 성실하고 아낌없는 태도로 임한다.

　나이에 비해서 몸집이 작은 열한 살짜리 남자아이가 주변 환경이 자신의 성향에 좋지 못한 영향을 미칠 때마다 공격적인 행동을 보이곤 했다. 작은 몸집에 대한 콤플렉스를 극복하기 위해서 동네에서 자신보다 어리거나 약한 아이들을 괴롭혔고, 2년 전부터 충동 체질 치료제 처방을 여러 번 받았지만 성장에는 크게 영향이 없는 듯 보였다. 하지만 성향은 확실히 좋아지고 있었다. 그는 이제 어린아이들을 억압하지 않으며, 그 누구도 그들을 괴롭힐 수 없게 보호해주는 사람이 되었다.

충동 체질 아이는 자신이 관심을 주기로 결정한 피조물(인간과 동물 둘 다)에게 유난히 민감하고 연민어린 마음이 있다. 아름다운 예를 하나 들어볼까 한다.

집안에서는 나쁜 영향을 끼치고 식구들끼리 싸움붙이는 데 전문가지만 동물에 대해서는 대단히 사려 깊고 이웃 개들과 고양이들을 돌보는 것이 자신의 의무라고 느끼는 열두 살짜리 여자아이의 이야기다.

소녀는 겨울과 여름 내내 동물들을 위한 물그릇을 성실하게 마련하고 하루에 두 번씩 물을 채워주었다. 개 주인이 하루 종일 일하는 동안 개를 데리고 같이 산책도 나갔다. 충동 체질 아이들이 반려동물을 돌보는 성향은 지나가는 변덕이 아니라 몇 년 동안 계속되는 너그러운 충동이며 결국 수의사 학위를 받게 만든다.

집중력이 높고 항상 자신이 무엇을 원하는지 아는 비소 체질이나 마전자 체질과 달리 충동 체질은 종종 집중하지 못하고 어떤 내부의 힘이 그를 어떤 분명치 않은 목적지로 이끌고 간다는 것밖에는 알지 못한다. 이러한 불확실성은 그를 참지 못하고 파괴적이며 이기적이 되게 한다.

충동 체질 아이들은 명백히 자신의 마음에 드는, 도전해야 할 대상이 필요하다. 그러면 분명한 도전에 응하기 위해서 활기차고 진취적이며 헌신적인 생활을 할 것이다.

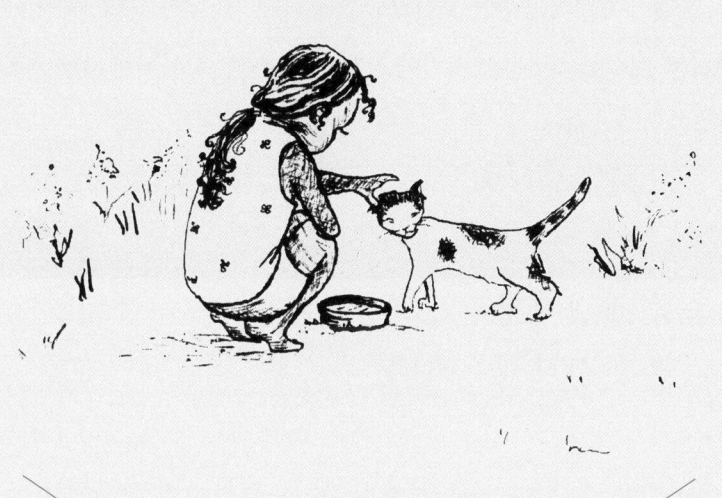

충동적인 성향을 좋은 쪽으로 승화시킨 경우로, 한 충동 체질 아이가 이웃 개들과 고양이들을 돌보는 것이 자신의 의무라고 느낀다. 주인이 일하러 가고 없는 사이 산책도 데리고 나가며, 물그릇에 물도 채워놓는 등 반려동물을 돌보는 성향은 지나가는 변덕이 아니라 몇 년 동안 계속되는 너그러운 충동으로 승화되어 결국 수의사 학위를 받게 만든다.

이 체질의 주된 신체적 질환은 만성적인 호흡기 질환(걸쭉한 녹색 점액이 코에서 계속 나오고 충혈된 부비강)이다. 비린내와 짠 냄새가 나는 배설물, 야뇨증, 관절이나 뼈의 통증을 보이기도 한다. 충동 체질 치료제는 유아 때는 천식에, 그리고 자아는 강하지만 성장이 지체되는 아이에게 처방을 해서 복용시키기도 한다.

충동 체질에게
나쁜 환경과 좋은 환경

(할미꽃 체질이나 결핵 체질처럼) 닫힌 방, (오징어 체질처럼) 천둥과 비바람이 몰아치기 전, 그리고 일출에서 일몰까지 즉 낮 시간에 고통이 더 심해진다.

일몰에서 일출까지 즉 밤 동안에, 해변에서, 신선한 공기, 스트레칭을 하면서, 강한 압박을 받을 때, 아니면 배를 깔고 누워있을 때에는 몸의 상태가 좋아진다.

석송 체질
Lycopodium

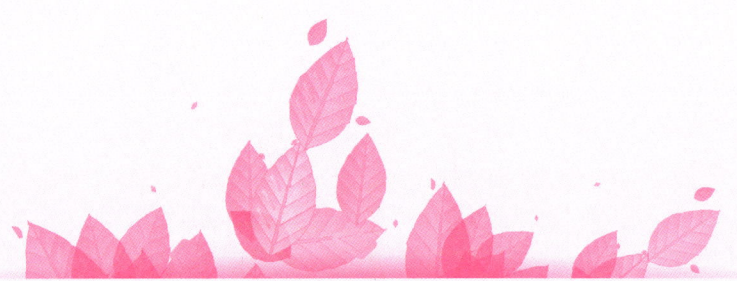

수천 년 전 석송은 키가 40m인 식물이었지만 이제는 높은 산 숲 속에서 겨우 30cm 정도 자란다. 석송 체질은 자신이 작고 약하기 때문에 옛날의 석송처럼 다시 커지기를 종종 원한다. 권력형 체질로, 열등감을 극복하고 자신의 좋은 미래를 위해 노력하여 전문가가 된다. 자존심이 강하고 항상 높은 권력을 추구하며 상대방을 정치적으로 대한다. 머리가 좋지만 정의에는 관심이 없다.

석송 체질 치료제는 석송나무의 파동에너지를 이용해서 만든다.

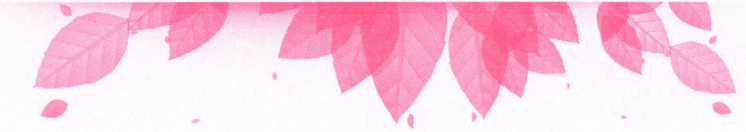

지적인 자존심과
균형잡힌 자신감

석송 체질은 성숙한 면이 있기 때문에 아이들에게서는 주로 나이가 들어가면서 체질의 특성이 나타나는 경향이 있다. 주로 여자아이들보다는 남자아이들에게 나타난다.

석송 체질의 특징은 '내재하는 자존감'이라고 할 수 있다. 남자아이들은 때때로 삼투압에 의해 자연스럽게 빨려들어가듯이 지식을 얻는 것처럼 보인다. 배운 적이 없는 역사나 읽어본 적 없는 책에 대해서 어른들이 얘기하는 걸 듣기만 해도 그 내용을 이치에 맞게 전달할 수 있다. 따라서 자신이 강하고 유능하며 존경받을 대상이라고 스스로 느낀다.

그림을 잘 그리며 자존심 강한 열 살짜리 아이의 예를 들어볼까 한다.

아이는 유명한 공직자의 아들이었다. 어느 날 아버지가 농담 삼아 말한다. "그림 실력을 그대로 유지해라, 헨리. 언젠가 너는 유명한 화가 죠셉의 재능 있는 아들로 이름이 알려지게 될 것이다."

이에 아들은 시원스럽게 대답한다. "아니요, 아빠. 반대로 말씀하셔야죠. 아빠는 곧 유명한 화가 헨리의 유능한 아버지로 이름이 알려지게 될 거에요"라고. 이런 유머 뒤에는 진지함과 자신감이 자리잡고 있다.

석송 체질 아이는 좋은 이미지를 갖고 있다. 이러한 이미지는 자존심을 최고로 높여주는 역할도 해준다. 상대방이 자신을 좋아하게 만들며, 많은 기대를 하지 않고 심각하게 감정적인 요구를 하지 않는 등 현실에 기반을 둔 안정되고 균형 잡힌 태도 덕분에 좋은 인상이 더 강화된다.

더 나아가, 고집이 세지만 불화나 파국의 무익함을 인식하고 보통 자신이 어디까지 밀어부칠 수 있는지 판단하는 일에 아주 능숙하다.

자기주장이 가끔 '말썽을 자초하는 짓'으로 보이는 유황 체질, 충동 체질 또는 마전자 체질과 달리, 석송 체질은 자신의 의지를 주장하고 싶어 할 때조차 어디에서 양보해야 할지 알고 있으며, 더 강한 힘의 구덩이로 자신을 빠지게 하지 말아야 할 때를 알고 있다.

석송 체질을 가진 6학년 남학생의 예를 살펴보기로 하자.

영어 교사가 자신이 가르치는 학생들 중 한 명이, 성적을 매긴 노트를 훔쳐간 줄 알고 되돌려주지 않으면 점수를 독단적으로 결정할 수밖에 없다고 반 학생들 모두에게 경고했다. 그 노트는 결국 찾지 못했고 영어 교사가 심증만으로 지목한 남학생은 C+를 받게 된다. 놀란 남학생은 선생님에게 작문 및 여러 과목의 성적표를 가져가서 모든 부분에서 A와 B 학점을 받았다는 것을 보여준다. 하지만 곧 영어점수는 그대로 내버려둔다. 문제는 그냥 그렇게 마무리된다.

부모에 말에 따르면, 처음 몇 분 동안 아이는 분노하고 불만을 표출했지만 잠시 후 어깨를 으쓱하며 말했다. "음, 에라 모르겠다!" 그리고는 "나는 내가 영어 시험에서 A나 B 학점을 받은 것을 알아요. 하지만 선생님이 C+를 주셨다고 해서 신경 쓸 필요는 없어요. 이게 선생님이 나를 생각하는 선생님 나름대로의 방식이라고 생각해요. 수업시간에 그닥 충실한 건 아니었으니까 상관없어요"라고 말했다고 한다.

그는 남의 불공평하고 비이성적인 행동에 안달하지 않을 정도로 자신감과 자존심을 갖고 있다. 이러한 성숙한 반응은 억울한 대우를 받았을 때 격분하면서 자신의 심경을 분명히 밝히고 한 달, 일 년이 지나도 자신이 겪은 부당성에 대한 분노를 생생하게 기억하는 소금 체질과는 직접적인 대조를 이룬다.

미안! 미안! 말했잖아, '미안하다' 고

석송 체질은 비난을 피하는 것에도 능숙하다. 못된 짓을 하다가 적발되었을 때, 그는 말할 것이다. "미안! 미안! 말했잖아, '미안하다' 고." 무슨 말을 더 해야 되는데, 다른 친구들이 쩨쩨하고 옹졸하며 하찮은 것에 신경 쓰는 것은 지나치다는 식으로 넌지시 이야기를 돌린다. 명백한 실수에 대해서 누군가 고쳐주려고 하면, 그는 즉각 잘라 대답한다. "알았어, 알았다고. 그래서 내가 이번엔 잘못한 거잖아. 그래서 뭐? 누구나 한 번쯤은 잘못할 수 있는 거잖아!" 그리고는 화제를 바꾼다.

석송 체질 여자아이도 비슷하다. 곤경에서 흔들림이 없다. 자신의 잘못을 발견했을 때, 소녀는 별 마음 없이 사과를 할 것이다. 완벽하게 논리적이고 그럴 수밖에 없었던 이유를 설명해줄 것이다. 아니면 그 문제를 해결할 수 있는 합리적인 방안을 제시할 것이다. 그 다음에는 조용하게 지낼 것이다.

남동생들에 대한 너무 고압적인 태도 때문에 엄마에게 야단맞게 된 일곱 살짜리 소녀는 평정심을 유지한 채 엄마에게 말한다. "엄마, 그렇게 흥분해서 온 가족에게 알리기 전에, 우리끼리 먼저 여자 대 여자로 침착하게 얘기해 보자구요."

이런 식으로 객관성 있는 감정을 유지하는 것은 석송 체질에게 매우 중요하다. 그리고 모든 본능은 이런 특성을 발전시켜나가려고 애쓴다.

예를 들면 석송 체질은 사람들을 평등하게 대하고, 차별하는 것을 피한다. 즉 모든 사람을 균등하게 똑같이 대하며 편애를 억제한다. 이것은 사람을 항상 비교하고 대조함으로써 애착을 표현하는 비소 체질, 그리고 인간관계에 있어서는 절대 냉정함을 찾아볼 수 없는 소금 체질과는 대조를 이룬다.

뿐만 아니라, 강한 감정에서 평정심을 잃지 않기 위해 그는 종종 즐거운 농담이나 재치를 연습한다. 예를 들어, 화단에 심을 식물을 사러 함께 꽃시장에 나온 가족이 팬지나 피튜니아 등 각자 자기가 좋아하는 식물을 구입하자고 서로 자기주장을 하고 있을 때 석송 체질 남자아이는 이렇게 말할 것이다. "누가 가족들끼리 쇼핑 나오는 게 재미있는 일이라고 했지?"

걸음마를 배우는 아기조차 감정적인 격정을 분산시키는 재치가 있다. 세 살도 안 된 어린아이가, 누나들끼리 서로 핑크색 가디건을 가지고 "이

거 내꺼야!" "아냐, 이거 내꺼야!" 라며 싸우는 소리를 듣고는 얼른 싸움에 끼어들어 발을 동동 구르며 화난 척 소리를 지른다. "아니야, 그건 내꺼야!"

두 누나 모두 그들의 논쟁에 예의 없이 끼어든 동생을 바라보며 결국 웃음을 터뜨린다.

이러한 모든 장점이 석송 체질의 온화하고 대하기 쉬운 성격에서 비롯된다. 심각하게 침해를 받지 않는 한 대개는 그냥 지나간다. 그러나 권위, 권력을 매우 의식하기 때문에, 권위나 권력에 협력하고 수용하는 태도는 할미꽃 체질처럼 마음에서 나오기 보다는 머리에서 나온다. 어려서부터 권력의 자리를 얻기 위해 책략을 배운다. 커가면서 권력을 잡으며 오만해지는 성향은 어려서부터 시작된 것이다.

거만한 권력자 스타일

석송 체질은 유황 체질과는 다르게 거만하다. 유황 체질은 자신의 방식만을 공격적으로 고집하며 자랑하는 사업가지만, 타인에게 관대하다. 다른 이들이 자유롭게 그의 회사에 들어와서 영광을 함께 나눌 수도 있고, 심지어 그들이 그렇게 하도록 초대하고 격려하기까지 한다. 명성을 얻어서 권위를 획득한 석송 체질은 유황 체질과 많이 다르다. 석송 체질이 권력의 자리에 앉으면 자신과의 경쟁이나 동료애를 절대 용납하지 않을 뿐 아니라 만약 누군가가 그에게 도움이 될 수 있다고 생각되더라도 도움을 흔쾌히 받아들이기보다는 거만한 느낌으로 다소 냉담하게 반응한다.

모든 석송 체질 아이들이 이런 자신감과 자부심이 있다고 주장하는 것은 특성을 지나치게 단순화하는 것이다. 일부 아주 특이한 석송 체질 아이들은 기복이 심한 유황 체질보다 불안정한 굴 체질에 가까워 조심스럽고 신중한 모습을 보이기도 한다. 주름살 진 이마 아래에서 조심스럽게 곁눈질하며, 행동이나 대꾸를 하기 전에 상황이나 사람을 신중하게 판단하고 자신이 다른 사람들에게 어떠한 인상을 주는지 상당히 의식하면서 어떤 실수도 하지 않기 위해 노력한다. 가끔씩 아이는 어떤 행동을 하기 전에 말을 너무 아껴서 자기 잇속만 차린다는 인상을 심어줄 때가 있다. 실제로 그럴 수도 있다. 다루기 힘들고 심기가 나쁘고(어린아이는 아침에 일어나서부터 신경질적이다), 독재적이고(조금 더 큰 아이들은 강한 영향력을 행사하려고 고집하고 어떠한 다른 방식도 용납하지 않는다), 그리고 무엇보다도 고집이 세다(그가 선택한 행동방식에서 벗어나지 않는다). 그러나 불만족이나 불쾌감조차 솔직하게 표현하지 못하며 말을 잘 하지 않고 징징거리거나 불평하기 보다는 고통스러운 표정이나 찌푸리거나 경멸스러운 목소리로 나타낸다. 그리고 일반적으로 빨리 화내지 않는다. 그러나 한번 열을 받으면 (주로 누군가 그를 반대할 때), 통형 불꽃처럼 점화되어 어떠한 이유, 설득도 그를 납득시킬 수 없다.

대다수의 석송 체질 아이들은 냉정하고 자기 자신을 억제하며 자기 존

중(미래의 지도자에게 걸맞는 특성)의 이미지를 풍길 것이다.

석송 체질 치료제가 잘 듣는 신체 증상

아이들에게 석송 체질의 확실한 특성이 안 보일지라도 석송 체질 치료제를 처방할 수 있는 신체적 증상은 다음과 같다.

반복적인 복통, 단 음식이나 야식에 대한 강한 열망, 변덕스러운 입맛을 들 수 있다. 아이는 몇 숟가락 먹고 배부르다며 숟가락을 놓고는 한 시간 있다가 배고프다고 한다. 아니면 먹을수록 입맛이 더 좋아져서 언제 멈출지 모른다.

지나치게 위장에 가스가 많이 차거나 습진, 기침이 계속되는 감기, 특히 우측 편도선과 인두염이 있는 경우에 석송 체질 치료제를 처방한다.

석송 체질의 모든 증상은 보통 오후 4시부터 오후 8시에 악화된다.

대리석 체질
Causticum

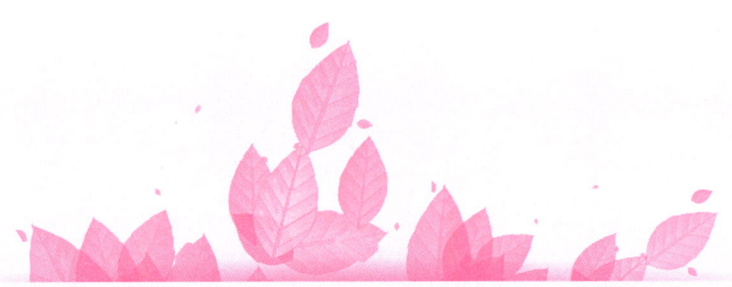

대리석은 열과 긁힘에 잘 견디는 강한 특성이 있다. 대리석 체질은 사회형 체질로, 대리석의 반듯하고 강한 외모 같이 외부에 영향을 받지 않고 변함없이 다른 사람을 사랑하며 봉사하고 정의가 진보하는 것에 가치를 둔다. 사회사업가, 시민운동가, 노동운동가, 동물애호가들이 많이 갖고 있는 체질이다.

대리석 체질 치료제는 대리석 석회의 파동에너지를 이용해서 만든다.

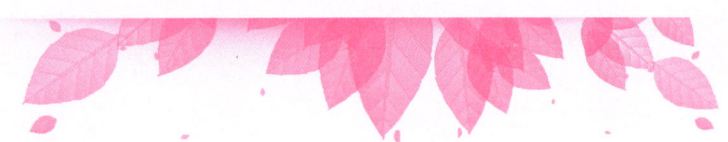

사교적이며
유쾌한 인생관

석송 체질과 비슷하게, 대리석 체질 아이의 매너와 기질은 사회적·감정적으로 잘 균형잡혀 있는 인상을 준다. 또한 석송 체질처럼 최대한 사교적인 상황에서 편안함을 느끼고 (가장 중요함), 선천적으로 인간의 본성을 있는 그대로 받아들이며 자신과 함께 있는 사람들의 기분을 편안하게 만드는 능력을 가지고 있다. 집단에서 어떻게 협력해야 하는지도 알고 있다. 자신이 살고 있는 사회의 건강과 행복에 대해 걱정한다.

친구들과의 동료애로 인하여 에너지가 충전되고, 사교활동을 하지 않은 날은 살 가치가 없는 날로 여긴다. 대리석 체질의 노련한 사교성은 호의적인 본능에서 생겨나며, 다른 사람의 감정과 섬세하게 잘 조화시킨다. 호의적인 본능이 풍부한 성격으로, 때로는 다른 사람들의 고통이나 문제로 많이 속상해한다. 예를 들면, 가족끼리 혹은 친구들끼리의 말다툼이 있은 뒤에 그 일이 자기 자신에게 직접적으로 영향을 주는 문제가 아닐지라도 스트레스를 받아 관절통같이 실제로 육체적인 증세를 보이기도 한다.

이런 동정적인 연민은 모든 살아있는 생물에게 확대되기도 한다.

가족 중에 유일하게 철저한 채식주의자인 여덟 살짜리 대리석 체질 딸아이에 대해서 이야기하는 엄마의 말을 들어보자.

"우리 가족은 정도의 차이는 있지만 거의 채식주의자예요. 우리는 '예의바른 채식주의자'이며 집에서는 철저히 채식을 하지만 외식을 나가면 상황에 따라 고기도 가끔 먹죠. 그런데 올해 여덟 살인 딸아이는 전혀 타협하려 들지 않아요. 사실 그 애는 말을 배우자마자 고기를 주면 '이것은 무엇으로 만든 거죠?'라고 물었어요. 닭고기, 양고기라고 말해주면, 아이는 울면서 '불쌍한 닭! 불쌍한 어린 양!'이라고 하며 맛도 보지 않고 음식을 밀어젖혔답니다."

조금 더 어린 대리석 체질 여자아이는 집에 있는 곤충이나 벌레를 누군가 쓸어내면 속상해하고 심지어 그것들이 다칠까봐 사람을 밀친다. "쓸지 마, 엄마. 그냥 있게 내버려둬. 난 진짜 신경 안 써. 쓸다가 개미가 다칠 수도 있잖아." 한번은 가족끼리 소풍을 갔다가 남은 음식에 모여드는 개미를 털어내는 것을 보고 항의한다. "하지 마! 개미들도 배고프니까 그렇겠지!"

소금 체질처럼 대리석 체질 아이는 어렸을 때부터 이 세상의 본질적인 슬픔을 느끼고 우울한 시기를 보낼 수도 있다. 차이가 있다면 소금 체질 아이의 슬픔은 깊이 자리 잡고 있으면서 지속적으로 아이의 인생관 전체에 영향을 미치는 반면, 좀 더 균형이 잡힌 대리석 체질 아이에게 슬픔은 전체적인 계획 중 한 자리를 차지하는 것일 뿐이다. 슬픔을 어느 순간 강렬하게 느끼고 얼마간 지속되더라도 그 슬픔이 아이의 세계관에 영구적으로 영향을 미쳐 왜곡시키지는 않는다. 환경이 바뀌면 태도는 다시 정상적으로 돌아오고, 더 유쾌한 인생관이 자리 잡는다.

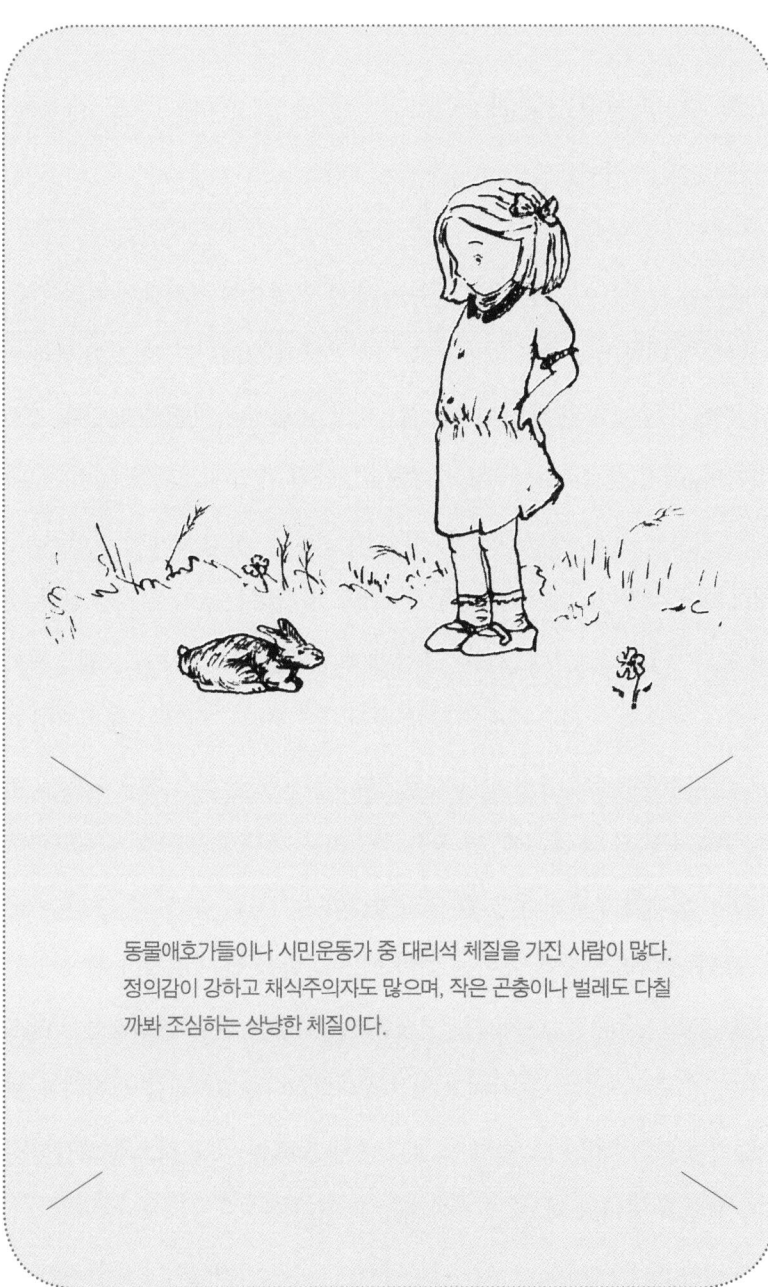

동물애호가들이나 시민운동가 중 대리석 체질을 가진 사람이 많다. 정의감이 강하고 채식주의자도 많으며, 작은 곤충이나 벌레도 다칠까봐 조심하는 상냥한 체질이다.

자기 주장이 강한
상냥한 아이

　대리석 체질은 나이를 먹고 신분에 대한 안정감이 커져감에 따라 다른 사람들에 대한 열등감이 없어지고, 자기주장이 강해진다. 이것이 남들보다 주어진 주제에 대해서 더 잘 아는 비소 체질이나 마전자 체질과 다른 점이며, 특정한 성취감에 대하여 뽐내는 유황 체질과도 다른 점이다. 대리석 체질은 꼭 잘 아는 것이 아니더라도 의견을 자신 있게 주장하고, 누구에게나 심지어 그 분야의 전문가에게도 자기의견을 자신 있게 말할 준비가 되어 있다. 음악에 대해서 조금밖에 모르는 청소년이 학교 밴드에서 악기를 연주하는 친구에게 이렇게 말하기도 한다. "아무리 좋아한다고 해도 도대체 왜 색소폰을 골라서 연주하는지 이유를 모르겠네. 기타에 대한 수요가 훨씬 더 많은데. 넌 좋은 목소리를 가지고 있으니 기타를 연주하면서 노래를 부르면 돈을 벌 수도 있잖아."

　또 다른 대리석 체질 아이는 이미 어느 대학을 갈지 결정한 형에게 도전할 것이다. "왜 ○○대학교를 선택한 거야? 형은 건축학에 관심이 많으니까, 더 좋은 미술부를 가지고 있는 Y대학교나 Z대학교를 선택해야 했어. 비록 나는 개인적으로 형이 공학 쪽에 소질이 있는 것으로 생각하지만, 내 말을 믿어도 돼. 형의 진짜 재능은 거기 있어."

　대리석 체질 아이가 누구와 다툰다면, 그것은 이기심이나 불합리한 기대, 계획이 어긋난 데 대한 분노 때문이 아니다. 정확히 말하자면 그의 의견에 대해서 누군가 도전을 하기 때문이다. 석송 체질도 자신의 의견에 대해 아주 높이 평가하고 누군가 반박을 하면 쉽게 받아들이지 않지만 대리석 체질처럼 분명하게 나타내지는 않는다. 석송 체질은 싸우는 대신, 거만한 무관심과 무시하는 태도로 불쾌감을 숨긴다.

대리석 체질은 인생경영에 대한 자신의 견해와 신념이 고집스럽기도 하지만 타고난 분별력과 양심 때문에 어떤 것이 자신에게 가장 좋은 것인지를 올바르게 판단하는 능력이 있다. 그러므로 대리석 체질 아이가 어느 정도 나이가 들면 아이 스스로 알아서 판단하게 내버려두고 몇몇 실수를 수반하더라도 자신이 진로를 선택하도록 허락해야 한다. 자신이 항상 옳은 게 아니라는 걸 배우게 놓아두는 것도 좋은 방법이다.

정의감과 완벽성, 대리석 체질의 또 다른 이름

대리석 체질과 석송 체질의 또 다른 차이점으로 '정의감'을 들 수 있다. 대리석 체질은 정의감이 아주 강하다. 그는 세상과 사람들이 공평하기를 바라고, 정의가 이기지 못했을 때 크게 실망한다. 석송 체질도 본능적으로 이 세상의 필연적인 불평등을 알아채지만 정의에 대해서는 관심이 적다. 석송 체질에게 중요한 사항은 이런 특정한 깨달음에 휘둘리지 않는 것이다. 즉, 그것을 현재는 그냥 받아들이고 미래의 더 좋은 것을 위해 노력한다. 이것이 석송 체질이 나중에 정치, 법률, 그리고 대기업의 세계에서 그가 성공하는 방식이다. 그와는 대조적으로, 대리석 체질은 소금 체질처럼 불의에 대한 활발한 저항을 하는 시민운동 등으로 세상에 자신의 이름을 남긴다.

대리석 체질의 정신적·감정적인 전체 모습에 대하여 결론 내리면서 한 가지 유념할 것은 아이들의 기질은 대개 상냥하다는 것이다. 고집이 센 경향도 잘못된 사람들의 문제를 해결하거나 균형을 잃은 세상이 평형 상태를 되찾도록 도우려는 갈망에서 나오는 것이다.

돌다리도 두드려보고 가는 스타일인 대리석 체질 아이는 근본적으로 균형 잡힌 성향과 인생을 접근하는 데 있어 올바른 사고방식을 갖고 있다. 여기에 친절함까지 결합된 호의적인 대리석 체질 아이가 치료받으러 온다면 행동장애나 정서적인 불균형보다는 주로 어떤 육체적인 증상에 대하여 체질 치료제를 처방하게 한다.

밤에 잠자는 동안 경련을 자주 일으키는 네 살짜리 남자아이가 동종요법 치료를 받으러 왔다. 신체적인 모습으로 볼 때 대리석 체질이었고 의사는 정신적 스트레스를 받을 만한 일이 있었는지를 아이 엄마에게 묻는다. 아이의 엄마는 집이나 유치원에서 신경성 경련을 일으킬 만한 스트레스가 어떤 게 있는지 찾아내지 못했다. 아들은 4남매 중 막내에다가 부모와 형제자매의 사랑을 듬뿍 받고 있었다. 아직은 햇빛과 신선한 공기가 충분하고 주변에 끝없는 사랑과 행복이 보장된 인생 단계에 있었다. "내가 아는 한 스트레스는 없어요." 엄마가 대답한다. 아무리 생각해봐도 알 수 없다는 표정이었다. "내가 봤을 땐 네 살짜리 아들에게 있어 인생은 즐거움과 흥분의 축제예요. 정신적 스트레스의 어떤 이유도 정확히 찾아낼 수 없어요. 형제자매와는 항상 흥미로운 일이 일어나고," 어머니는 계속 얘기하다가 갑자기 뚝 멈춘다. 그리고는 외쳤다. "그거예요! 그 애는 항상 형과 누나들에게 뒤떨어지지 않고 따라가려고 노력해요. 혼자 남겨지지 않기 위해서 항상 방법을 생각해요. 아이의 스트레스는 거기 있어요."

"그래서 아이는 방법을 알아냈나요?"

"그럼요. 제 아들은 온갖 수단을 다 가지고 있어요. 어떤 게임에 참여하고 싶으면, 일단 약속부터 해요. '원칙에 어긋나는 사기 치지 않기로 약속할게' 아니면 '성가시게 하지 않기로 약속할게' 등 말이죠. 잘 모르는 보드게임이나 카드게임이면 '이렇게 다리 꼬고 앉아 있기로 약속할게'라고 하죠. 그것이 조용히 앉아 있는 방법이라고 유치원에서 배운 거죠. 더 이상 약속할 것을 생각하지 못하면, 아들은 예의 바른 행동을 약속해요. '놀이하기 전에 항상 손 씻고 오기로 약속할게.' 아이의 귀엽고 교활한 모든 꾀가 고갈되었을 때에는 마지막 카드를 꺼내요. '그리고 나 이거 안 시켜주면, 내 생일 파티에 초대 안할 거야!' 이렇게 온갖 약속을 하면서 그 약속을 지키기 위해 스트레스를 받는 거예요. 하지만 아이를 한 번 놀이에 참여하게 해주면 행동을 나무랄 데 없어요."

이 네 살짜리 아이는 대리석 체질 치료제를 복용한 후 밤에 일어나는 경련이 없어졌다. 대리석 체질의 또 다른 특성은 '완벽성'에 있다.

대리석 체질 치료제가 잘 듣는 신체 증상

대리석 체질 치료제는 아이들의 확대된 분비선, 사마귀, 성장통, 밤에 가만히 못 있는 다리, 잘 때 일어나는 신체 일부의 경련, 차가운 바람이 불 때 쉽게 올 수 있는 류머티즘 관절통증에 자주 처방된다. 목이나 후두가 간질거리면서 끊임없이 밤낮으로 건조한 기침을 해대는 아이에게도 필요하다. 자정 전에 오징어 체질처럼 야뇨증이 있는 아이, 재채기나 웃다가 소변을 분출하는 증상에도 대리석 체질 치료제를 처방한다.

대리석 체질은 일반적으로 정신적인 균형이 잘 잡혀 있고, 신체 동작의 조정력도 좋다. 가끔 몇 개의 독립된 근육이 손상되어 언어 장애가 왔거나, 목소리 조절이나 괄약근 조절이 부실해진 경우, 걷는 것을 배우는데 오랜 시간이 걸리거나 발을 뒤뚱거리는 등의 큰 움직임, 글씨를 쓰는데 어려움을 느끼는 등의 세밀한 움직임에 영향을 미치는 근육의 장애가 있거나 단순히 아이의 동작이 어딘가 어설플 때에는 대리석 체질 치료제가 처방된다.

바람, 차가움, 날씨의 변화나 큰 온도 차이는 몸의 상태를 악화시킨다. 아이는 온기, 힘이 많이 들지 않는 움직임, 그리고 역설적으로 차가운 음료를 마시면 몸의 상태가 나아진다.

측백나무
체질
Thuja

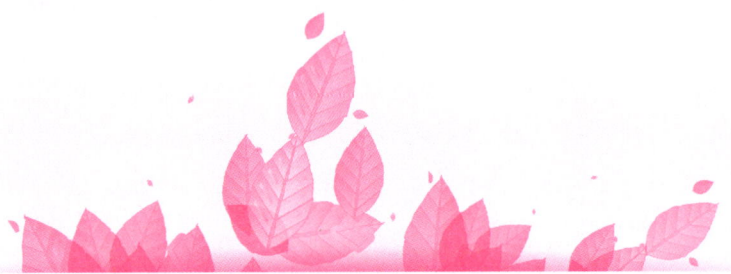

측백나무는 공원의 경계나 주택의 담 역할로 많이 이용되며, 안과 밖을 나누는 경계의 구실을 한다. 측백나무가 두 지역을 나누는 것처럼 측백나무 체질도 자신의 몸과 마음이 나눠져 있는 것처럼 종종 느끼므로 혼란스럽고 괴롭다. 이 세상에서 사는 것이 낯선 느낌이다. 자폐아를 생각하면서 글을 읽으면 쉽게 이해할 수 있다. 측백나무 체질 치료제는 자폐증이나 ADHD의 일반 치료제 중 하나다.

측백나무 체질 치료제는 측백나무의 파동에너지를 이용해서 만든다.

환경의 변화를 극심히 싫어하고
무서워하는 체질

아이들의 체질 유형 중 측백나무 체질은 특별한 위치에 있다. 아이의 복잡한 성격과는 완전히 별도로(때때로 온화하고 여리고 공상적이며, 다른 때에는 냉혹하고 다투기 좋아하고 남을 음해한다), 동종요법 치료에서 이 체질 치료제는 가장 자주 다른 체질 유형으로 잘못 판단되어 처방된다. 선천적으로 측백나무 체질인 사람들과 주변 환경이 힘들어 측백나무 체질 치료제가 필요한 사람들의 성격이 같기 때문이다.

유황 체질과 결핵 체질이 측백나무 체질과 아주 비슷한데, 자세한 내용은 뒤에서 살펴보기로 한다.

유아 시절에 눈에 띄게 측백나무 체질 치료제가 필요한 때는 우선, 잘 자라지 못하고 수면 부족에 돌봄도 잘 받지 못하고 지구란 땅에 착륙한 것을 항의라도 하는 듯 자주 고통과 울음소리를 동반하는 경우다. 변화에 대해 두려워하고 심하게 저항한다. 측백나무 체질은 외적인 것이든(바뀌는 환경) 내적인 것이든(정상적인 성장과 발육 과정) 어떤 종류의 변화에도 잘 적응하지 못한다. 측백나무 체질의 유아는 자신을 안고 한 방에서 다른 방으로 옮기거나, 한 사람의 손에서 다른 사람에게 옮겨질 때 공포에 사로잡혀 비명을 지른다. 나중에는 식사만 바꾸어도 몸부림치고, 자다가 깨거나 깨어 있다가 잠 들거나, 혹은 재우려 하는 등 상황이 사소하게 바뀌는 것에도 큰 상처를 받는 것 같다.

측백나무 체질 아이는 짜증과 심통 부리는 기분으로 잠에서 깨며, 사소한 일에도 울 준비가 돼 있고, 낮잠을 자기 전까지 또는 밤까지 신경이 곤두서 있다가 결국 밤에 잠들지 못한다. 피곤할수록 증상이 심해진다. 이가 나거나 기고 앉고 걷기 시작할 때 등 모든 성장의 단계마다 균형을 잃고 불안한 행동을 보인다. 좀 더 자라면 정서적인 경직성을 보인다.

다른 형제자매들은 차분하게 받아들이는 가족 내 일상적인 일들, 예를 들면 자동차나 식탁에서 아이가 가장 좋아하는 자리에 누군가 먼저 앉는다든지 하면 측백나무 체질 아이는 혼란에 빠진다. 하고 있는 활동을 중단시키거나 일의 순서나 방법이 바뀔 때 아이는 화를 낸다. 측백나무 체질 아이의 고정된 견해(아이가 입기로 마음먹은 옷의 종류나 아이가 먹기로 마음먹은 특정한 음식)를 건드리면 그것이 얼마나 적절한가에 상관없이 거절한다. 이 모든 것은 이 세상에서 살 능력의 부족에서 나오는 것이다. 즉 모든 차질들, 변형들, 변화들이 있는 매일의 삶의 흐름을 따라갈 능력이 없기 때문이다.

사회성이 부족하고 자신만의 환상 속에서 사는 아이

정신적인 혼돈, 미숙한 사교술, 미숙한 행동을 포함한 사회성 부족에서

오는 고통도 측백나무 체질의 특성이다. 측백나무 체질은 흥분되거나 피곤할 때 너무 빨리 감정적으로 불안정해하고 쉽게 속상해하며 문제를 일으킨다. 가끔은 이 세상과 다른 사람들에게 소외감을 느끼고 인생의 기본적인 생활방법에 낯선 사람처럼 행동한다. 예를 들어서 지적인 능력으로 봤을 때 사회질서에 대한 지식이 거의 없는 것 같다.

어느 날은 알고 있는 정보를 며칠 후에는 다 잊어버려 기억을 못한다. 가끔은 단어의 철자를 바르게 쓰지만 다른 날에는 그러지 못할 것이다(바륨 체질처럼). 자신감도 부족하고 거의 말이 없으며, 얘기할 때 횡설수설하고 단어 선택을 제대로 하지 못할 수도 있다.

흔히 측백나무 체질 아이가 자신의 생각을 다 말하기도 전에 이야기를 듣던 다른 체질 아이들은 듣기를 멈추고 다른 화제로 넘어간다. 곰곰이 생각해보면 약간 연관이 있기는 하지만 그는 화제에 적합하지 않거나 적절하지 않은 이야기를 한다. 그리고 어떤 때는 어색함을 감추기 위해서 종종 너무 큰 목소리로 잽싸게 지껄인다.

더 극단적인 경우, 아이는 이 세상과 분리돼 있어 소외감을 느껴 아무도 그를 원하지 않고 사랑하지 않는다고 생각하며 흐느끼거나 화를 낸다. 그러나 동시에 사회적인 서투름과 정신적인 혼돈을 보완하려고 자신의 나이에 어울리는 적절한 책임감을 위해서 있는 힘을 다해 노력한다.

또한 사춘기 전의 청소년처럼 집 주위를 불만스럽게 어슬렁거리고, 자기자신을 즐겁게 하려고 끊임없이 흥미가 될 만한 것을 찾아다니지만 어떤 것에도 만족하지 못한다.

세상에 속해 있지 않은 것 같은 불안감을 느끼는 측백나무 체질 아이는 가끔 현실과 동떨어진 생각을 한다. "인생은 견딜 수 없어. 너무 지루해. 죽고 싶어." 혼란스럽고 공상적인 어린이는 자신만의 환상 속에서 살게 되며 현실보다 더 진짜 같은 상상속의 친구들과 지내게 된다.

측백나무 체질 아이는 이 세상에 완벽하게 존재하지도 않고 참여하지도 않는다. 예를 들어, 수업시간이나 식사를 할 때 앉아서 몽상에 빠져 주변에서 일어나는 일에 주의를 기울이지 않고 말을 해도 반응하지 않는다. 누군가 그에게 어떤 것을 하라고 말했을 때, 그는 엉뚱한 것에 몰두하고 헤맨다. 밥을 먹으면서 몸을 흔드는 행동을 하지 말라고 하면, 일단 멈췄다가 잠시 후 다시 몸을 흔든다.

그는 따지지도 않고 적극적으로 반항하지도 않으며, 자신만의 생각에 빠져 있어 주의를 기울이지 않는다. 따라서 목적지에 도착하여 자동차에서 내려야 할 때에도 무엇을 해야 할지 모르는 것처럼 다른 사람들이 다 내렸는데도 여전히 안전벨트를 풀지 않은 채 멍하니 앉아 있다.

그에게 있어 모든 것은 낯설고 사람들은 이상하게 반응하며 이해할 수 없다. 그는 현실 속에서 이상한 나라의 앨리스처럼 살아간다.

이처럼 이질적이고 딴 세상에 온 느낌은 다른 방식으로도 나타난다. 측백나무 체질 아이들은 자신들의 언어가 마치 외국어인 것처럼 낯설지만 즐겁게 자기 자신을 표현할 것이다.

다섯 살짜리 측백나무 체질 여자아이는 《작은 아씨들 Little Women》을 즐겨 읽는 언니가 부러워서 자기는 언제쯤 루이자 메이 알코트 Louisa May Alcott가

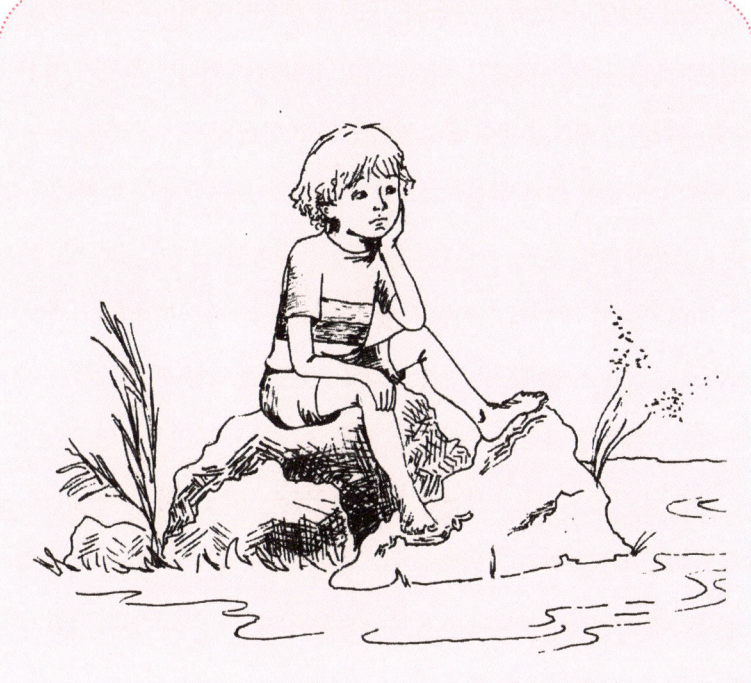

측백나무 체질 아이는 자신만의 세계에 갇혀 있는 자폐증 성향의 아이다. 수업시간이나 식사를 할 때 앉아서 몽상에 빠져 주변에서 일어나는 일에 따지지도 않고 적극적으로 반항하지도 않으며, 주의를 기울이지 않고 말을 해도 반응하지 않는다. 창조된 체질이라기보다는 인간의 나쁜 환경이 만든 체질이라 생각된다.

측백나무 체질

쓴 책들을 읽을 수 있을지 묻는다. 동생의 행동에 대해서 언니가 부모와 심각한 대화를 하자 아이는 "역겹다"고 말하면서 언니와 부모가 자신에 대해 평가하는 대화가 마음에 들지 않는다고 화를 낸다.

측백나무 체질 아이는 철학자처럼 진지하고 조숙하게 사후 세계와 천사나 인간의 모습을 한 영혼과 같은 극히 추상적인 주제에 대해서도 논의할 것이다. 또는 자연의 신령한 측면을 이해한 듯, 바람과 바다 심지어 바위에서 음성을 들었다고 주장하고 나무, 관목, 꽃, 개울에 존재하는 지구의 영혼과 대화를 했다고 주장할 것이다.

세기가 바뀌는 시기에 오레곤 주 벌목꾼들의 야영지에서 태어나고 자라난 오팔 화이틀리Opal Whiteley도 예로 들 수 있다. 그는 다섯 살에서 일곱 살 사이에 두드러진 측백나무 체질 아이의 지극히 가볍고 여린 자질이 아주 아름답게 기록된 일기를 가지고 있었다.

나는 한때 숲에서 자라는 나무였다는 생각을 한다.
모든 나무는 나의 형제다.
내가 큰 나무에서 잘려나온 작은 나무 조각이었다면
어떤 느낌이 들지 생각해봤다.
목재의 기분을 느꼈다.
그들은 매우 슬프다.
…
이제 낙엽이 떨어지는 날이 왔다…

그들은 땅에 떨어져 뒹군다.

갈색 잎들이 날아 다니며… 바람과 얘기를 나눈다.

나는 그들이 나뭇잎으로 세상에 싹을 드러내던 때를 얘기하는 것을 듣는다…

그들은 나무가 되기 전에 어떻게 땅과 공기의 한 부분이었는지 얘기한다.

그리고 지금 겨울이 왔고 그들은 다시 땅으로 돌아간다.

동물들과도 얘기하고 전생도 기억한다

이런 여린 유형의 아이들은 다른 아이들이 친구들과 이야기하는 것처럼 동물들과 특별한 방식으로 대화할 수 있다. 문학적인 예로는 파더 윙^{Fodder-wing} (미국 여류 소설가 마저리 롤링스^{Marjorie Kennan Rawlings}의 《아기사슴 이야기^{The Yearling}》에 나오는 소년)을 들 수 있다. 연약하고 세상에 어울리지 않는 소년 파더 윙은 플로리다 시골뜨기 집안에 태어난다. 그는 신체적 기형과 약간 모자란 정신을 위로받기 위해 털과 깃털로 덮인 습지의 야생 동물들과 친구가 된다. 파더 윙이 자연 환경에 느꼈던 친근감은 그가 죽고 난 이후에도 영혼(그의 친구 조디 박스터가 느낀 바로는)이 플로리다의 잡목지대에 오랫동안 머물렀을 정도로 강했다고 한다.

측백나무 체질

217

파더 윙의 무언가가 항상 야생동물들이 먹고 노는 곳에 있었다.

그의 무언가는 야생동물과 항상 가까운 곳에 있었다.

파더 윙은 나무 같은 존재였다.

그는 땅에 속했고 모래 속의 쭈글쭈글하고 허약한 뿌리처럼 소박했다.

그의 일부분은 항상 그의 뒤틀린 몸 밖에 있었다.

그것은 바람처럼 왔다가 다시 나가곤 했다.

측백나무 체질 아이는 전생을 기억하고 천사와 얘기를 나누거나 죽은 사람의 영혼과도 의사소통을 한다. 여덟 살짜리 한 소녀는 조부모가 차사고로 죽은 뒤 한동안 밤마다 잠을 자며 조부가 가족들에게 전달하려고 하는 메시지를 듣는다. 그리고 그 후 몇 년에 걸쳐 조부가 나타나는 예지몽을 꾸었다.

측백나무 체질을 전체적으로 보면, 이처럼 아이가 속한 세계와 현실 사이의 경계선이 너무 유동적이어서 아이가 어느 세상에 속해 있는지 확실하지 않고 마음이 몸에서 분리되는 것 같은 느낌을 경험한다.

뒤에서 설명하게 될 이구나티우스 콩 체질 아이에게는 이러한 느낌이 큰 슬픔이나 충격을 받았을 때 등 극심한 상태에서만 일어난다. 그러나 측백나무 체질 아이에게는 이러한 느낌이 체질적이고 만성적이다. 그의 몸은 뒤에 남겨둔 채 마음은 지구 어딘가 공중에 둥둥 떠다닌다.

측백나무 체질을 복잡하게 만드는 것은 모순되는 성격에서도 찾아볼 수 있다. 어린아이일 때 이런 특성은 주로 좋아하는 것과 안 좋아하는 것,

원하는 것에 있어서 일관성이 없는 것으로 나타난다. 그 누구도 어떤 상황에서 그의 반응을 예측할 수 없다. 한때는 어떤 활동이 하고 싶다가 다른 때는 아니다. 특정 음식을 요구했다가 준비가 되자마자 거절한다. 한 시간 동안 막역한 친구처럼 지내다가 다음 순간에는 아니다. 그러나 한 시간 후 다시 환영한다.

결핵 체질 아이도 모순되고 변덕스런 행동으로 악명이 높지만 이것은 일시적인 현상이다. 측백나무 체질의 모순된 양상은 부모에게 끊임없이 이랬다저랬다(더 정확하게 말하자면 행동의 순환)하기 때문에 더 이해할 수 없고 불안하게 나타난다.

자폐성향과 이중성, ADHD

측백나무 체질 아이는 좀 더 나이가 들어서도 취향, 선호도, 애정에 대한 이중성을 나타낸다. 예를 들어, 그는 공포소설이나 공포영화를 좋아하는 동시에 교양 있는 심지어 지나치게 감상적인 책과 영화도 좋아한다. 친구를 선택할 때도 또래 중 고상한 아이와, 이와 대조적으로 가장 다루기 힘든 망나니 친구를 동시에 선택한다. 한순간에는 아주 솔직하고 애정이 넘치다가, 그다음 순간엔 비밀스럽고 애정이 없다. 긍정적인 감정과 부정적인 감정이 그의 마음속에서 서로 이기려고 싸우는 듯하다.

측백나무 체질 청소년은 가족들에게 쉽게 오해를 사거나 소외감을 느낀다. 어떠한 종류의 변화에도 부정적으로 반응하는 측백나무 체질에게는 성장하는 과정에서 특히 스트레스를 받는 사춘기 단계를 거쳐가야 하는 것이 아주 혼란스러운 일이다. 자기 회의와 자책감의 그물에 사로잡혀, 모순되고 이해할 수 없는 감정을 느끼면서 이 청소년은 자신이 이 세상에 속해 있지 않다는 걸 자신에게 증명할 필요를 느낀다. 그리고 좋은 것과 너무 어색하고 나쁜 것 사이에, 불충분하게나마 사랑받는 느낌과 사랑받을 자격이 없다는 느낌 중에 어느 편을 선택할지 망설인다. 자제하겠다고 마음 먹으면 그 순간을 유머로 대체하면서 별일 없이 지나가다가도, 마음이 움츠러들면 신체적으로 폭발하여 심한 공격 자세를 취한다. 알아보든지 못 알아보든지, 혼자 남겨지든지 혼자 남겨지지 않든지 상관없다. 이럴 때 측백나무 체질의 비뚤어진 감성은 증폭된다. 잘못된 것에 과민반응하는 경향이 있고(무시당했다고 가벼운 상상을 하는 것), 다른 사람들의 요구와 감정을 배려하는 것에 대해서도 무감각해지는 경향이 있다.

측백나무 체질 아이는 소금 체질 아이처럼 자신을 가장 도와주고 싶어하는 사람들에게 몹시 반발한다. 그리고 쫓아버린다. 정확한 이유는 측백나무 체질은 자신이 소외당하고 인정받지 못하고 오해를 사고 있다고 느끼는데 도움을 주려는 사람이 있으면 자신의 감정이 잘못됐나 하는 내부적인 혼란이 더 생기기 때문이다.

결과적으로 측백나무 체질은 다른 사람 얘기에는 귀 기울이지 않고 너무 오랫동안 격렬하게 얘기하거나 아니면 뾰로통하고 시무룩하게 자리를 떠나 자기 방에 가서 사람들의 시선을 피한다.

많은 측백나무 체질 청소년들이 불결한 상태에서 사는 것을 좋아한다. 어수선한 물리적 환경이 그의 내부의 무질서와 들어맞기 때문에 더 편안함을 느낀다. 이것은 확실히 유황 체질의 특징과 비슷하다. 유황 체질 청소년들도 지저분한 것을 좋아하고 옷과 머리가 흐트러져 있고 심지어 더 시비를 걸고 요구가 많고 아주 이기적이다. 하지만 그에게는 심오한 감정적 불편함 같은 기운이 맴돌지는 않는다.

어떤 사람은 이런 청소년기의 먹구름은(헝클어진 옷과 머리와 함께) 시간이 지나면서 자연스럽게 없어진다고 말한다. 그러나 측백나무 체질의 숨어 있는 암울한 마음상태는 심령에 더 깊은 혼란을 야기한다. 이것은 보통 자연스럽게 없어지지만 종종 외부의 지도와 도움으로 의식적으로 주의를 기울여야 할 때가 있다.

요컨대, 측백나무 체질이 근본적인 체질일 때 침소봉대하는 경향이 있어서 측백나무 체질 청소년은 부당한 대우와 오해를 받고 소외를 당하면서 자신이 결국 이 세상에 아무짝에도 쓸모없는 사람이라고 느끼는 특성을 가지고 있다. 그런데 여기서 다시 나이에 비해서 드물게 정신적으로 우수한 자질과 배려심을 발휘하는 측백나무 체질도 있다는 것을 알아봐야 한다. 그의 예술적·문학적 자질 또는 악기의 퍼포먼스는 정말 다른 세상에서 온 것처럼 영감을 주고 탁월한 자질을 띠고 있다.

사회에 적응하지 못하는 측백나무 체질의 성격에 기여하는 주요인은 신경계가 성장하기도 전에 너무 어렸을 때부터 받는 많은 예방접종들이다.

다양한 예방접종의 부작용, 그중 특히 자폐와 ADHD

허술하고 미약하게 균형 잡힌 정신을 가지고 있는 어린아이는 혈류로 들어오는 이질적인 항원과 단백질을 단순히 대사하지 못해 그 이질적인 항원과 단백질을 공격할 수밖에 없고, 아직 성숙하지 않은 신경계와 정신에 중대한 장애를 유발할 수 있다.

예방접종으로 인해 어떤 세포가 원래 있던 것이고 어떤 세포가 외부에서 들어오는 것인지 명확하게 알 수 없어 혼란스럽고, 너무 여린 세상에 대한 일부 개념은 파괴되고 정신은 현실과 접촉이 끊긴다.

예방접종에 예민한 어린이들의 부정적인 후유증은 복합적이다. 가장 흔한 것들은 반복되는 귓병, 녹색 점액을 오랫동안 계속 분비하는 만성 코감기, 설사, 약을 먹으면 호전되었다가 천식으로 발전하는 습진, 식욕 감퇴 및 반대로 언제 멈춰야 할지 모르는 과식 등의 식이 장애, 뿐만 아니라 수면 장애, 유아기 때 머리를 아무 데나 부딪치고 좀 더 크면 지나치게 몸을 앞뒤로 반복해서 흔드는 행동(결핵 체질처럼), 예방접종을 했을 때 또는 그 직후에 생기는 경기를 포함해 넓은 범위의 신경계 장애에는 측백나무 체질 치료제가 매우 유용하다.

예방접종을 많이 한 좀 더 큰 아이는 감정적·지적인 반응의 감퇴를 나타내거나 발달되지 못한 사회적 의식과 행동을 보이기도 한다. 주위에 미치는 나쁜 영향을 의식하지 못하고 학교에서 어리석은 행동을 하고 이유 없이 킥킥거리고 부적합한 말을 하며 달갑지 않은 접촉이나 입맞춤, 아니면 다른 방식으로 수업을 방해하기도 한다.

집에서는 세수, 목욕, 양치질 등 자기 몸을 돌보는 행동 및 자기 방을 정리하는 평범한 책임을 다하는 것도 반발한다. 종종 간단한 책망과 제안에 대하여 지나칠 정도로 심하게 반항하고 그 횟수도 잦다. 또한 가만히 있지 못하는 자제력 부족, 산만함, 지금 하고 있는 일도 집중하지 못함으로써 '과잉행동' 또는 '주의력 결핍 장애'라는 딱지를 받게 된다.

그리고 많은 아이들이 읽기 장애, 계산 불능증, 아니면 치료를 요하는 다른 학습장애를 진단받는다.

유리, 유황, 굴, 소금 체질 치료제도 예방접종의 부작용을 해결하는 데 효과적

아이들의 예방접종의 부작용을 해결해주는데 측백나무 체질 치료제가 아주 중요한 역할을 하는데, 유리 체질 치료제, 유황 체질 치료제, 굴 체질 치료제, 소금 체질 치료제도 예방접종의 부작용을 해결하는데 중요한 역할을 한다. 측백나무 체질의 바람직하지 못한 행동이나 부족한 사회적 기능에 '예방접종'이 큰 원인으로 작용하고 있기는 하지만 모두가 다 그런 것은 아니다. 심지어 예방접종을 받지 않은 아이도 비슷한 행동을 보이기 때문이다. 이유가 어찌되었든 수십 년 동안의 소아 치료 사례를 살펴보면, 측백나무 체질 치료제를 처방받은 많은 아이들의 불균형과 장애가 완화되었고, 증상이 치료되었다.

측백나무 체질 치료제가 잘 듣는 신체 증상

측백나무 체질 아이들의 신체적인 증상으로는 여드름, 물 사마귀, 점, 반점이나 그외 다른 피부 이상, 끊임없는 녹색 콧물, 약물 치료를 하면 천식으로 진행하는 습진, 부서지기 쉽고 연하며 변색하는 기형의 손톱 발톱, 폭발적으로 마구 쏟아지는 대변, 가끔씩 물과 섞인 딱딱한 변, 매캐한 발, 냄새나고 쉽게 썩는 치아 등의 특성들을 보이는데 이런 경우 측백나무 체질 치료제가 유용하다.

새벽 3시쯤, 달이 기울어질 때, 춥고 축축한 날씨, 그리고 당연히 예방접종 때에는 증상이 더 두드러지게 악화되고, 따뜻한 바람과 공기, 머리에 무언가 두를 때, 정신적인 도움이나 치유하는 손길로 만져줄 때는 증상이 좋아진다.

독풀
체질
Stramonium

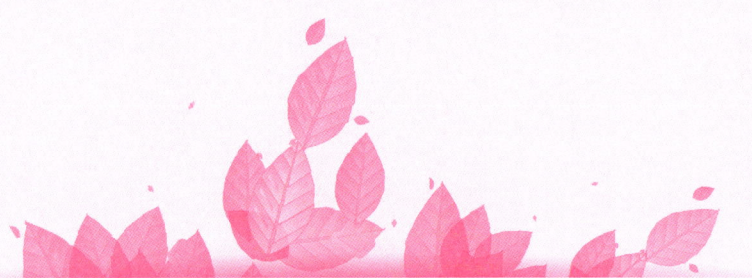

흰독말풀은 독성이 아주 강하며, 중독시에는 환각작용과 경련이 생기고 혈압이 떨어진다. 진통과 마취작용이 있다. 이 식물에서 나오는 즙은 독이 있으며 매우 불쾌한 냄새가 난다. 독풀 체질은 독풀에 취한 것 같이 생활에 조화를 이루지 못하는 성향 외에도 모든 신경계가 원기가 없다. 화나면 자해를 하고 자신은 통증을 못 느낀다. 어두운 것을 싫어하며, 자신의 불안함과 아픈 마음을 폭력을 통해 표출한다.

독풀 체질 치료제는 흰독말풀의 파동에너지를 이용해서 만든다.

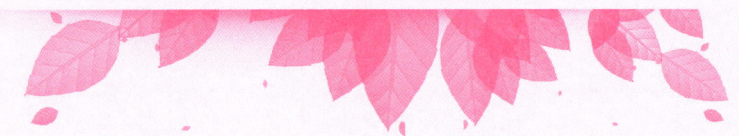

고통에 둔감,
아픈 것은 마음이다

독풀 체질 아이는 어렸을 때부터 불안해하는 성향이 크며, 불규칙한 감정과 행동의 변화를 보인다. 환경에 조화를 이루지 못하며, 원기 왕성하거나 자신감에 차 있거나 행복한 아이가 아니다.

대개 외모를 보면 알 수 있는데, 안색이 창백하고 주름진 이마, 불안해하는 눈, 나이에 맞지 않은 초췌한 표정 등을 갖고 있다. 인간과 세상에 대해 선천적으로 의심스러워하기 때문에, 대부분의 사람들에게 소심하게 대하고 최악의 상황이 자신에게 닥칠까봐 만성적으로 불안해한다.

가끔 아이가 원기 왕성하거나 자신감에 차 있거나, 행복하고 용감할 때에도 불안정하고 침착하지 못하고, 무언가 지나친 양상을 띤다.

그는 사실상 대부분의 시간 동안 고통에 시달린다. 육체적인 고통이 아니라 정신적 고통이며, 사실 이 체질은 육체적 고통에 매우 둔감하다.

만약 아이가 성질이 나면 책상 모서리를 치든지 딱딱한 물건에 머리를 박거나 날카로운 것에 베어도 상처가 난 줄도 잘 모른다. 좀 더 크면 화가 나서 주먹으로 벽을 치고도 아픔을 느끼지 않는 것처럼 보인다. 그가 고통스러워하는 것은 마음이다.

반면 결핵 체질이나 마전자 체질은 이따금 화를 폭발하거나 그들의 본성과 어긋나는 혼란스러운 상황에서 똑같이 고통을 당해도 마음속으로 괴로워하지는 않는다. 즉 결핵 체질이나 마전자 체질은 난폭한 행동을 할 때 다른 사람들이 고통을 당해도 자기 자신은 괴로워하지 않는다.

그러나 견딜 수 없는 세상에 주먹을 휘두르고 화가 나면 깨물고 다른 사람을 걷어차고 비명을 지르는 독풀 체질 아이는 주위의 다른 사람을 괴롭게 할 뿐만 아니라 그 자신도 괴롭다.

저리가! 혼자 있게 내버려둬!

독풀 체질 아이가 견뎌낼 수 없는 이유는 조화를 이루지 못하는 성향 외에도 그의 모든 신경계가 원기가 없기 때문이다.

독풀 체질은 밝은 빛, 물 흐르는 소리 등 매일 듣는 소리나 사람들과의 만남에 쉽게 피곤해하고 무기력해진다. "저리가! 혼자 있게 내버려둬!" 이따금 자제하지 못하는 성질로 으르렁대며 말한다. 그러나 또 한편으로는 침묵이나 고독을 두려워하고 끊임없이 특별한 관심을 요구하며, 어둠을 몹시 무서워한다. 이것이 추분과 어둡고 흐린 날이면 행동방식에 뚜렷한 악화를 보이는 이유이며, 독풀 체질이 '계절성 정서 장애'로 고통 받는 체질 중 하나인 이유다.

독풀 체질에게도 달콤하고 애정어린 면이 있다. 표면적으로는 부조화스럽지만, 내면 깊숙이 그는 강한 충성심이 있으며 특정 형제자매나 부모에게 깊은 애착을 느낀다. 나이가 들면서는 가족들과 건강하고 재미있는 관계를 형성하기도 한다. "나는 우리 가족 각각의 구성원이 잘못된 것을 서로 인정하지 않는 환경에서 성장했다." 열한 살짜리 아이가 선언한다. "내 유전자들은 내가 원하는 길로 가야 한다고 주장한다." 이 아이의 경우 고통스러워하는 일이 거의 없는, 너그럽고 예민하고 믿을 만하다.

뱀 체질과 마찬가지로, 독풀 체질은 본성적으로 갈등을 겪는다. 하지만 뱀 체질 아이의 경우에 옳고 그름에 대한 양심의 투쟁은 단지 산발적이다. 대부분 그는 활기찬 삶을 추구하고 도덕적 갈등은 활력 넘치고 창의적인 성격에 영향을 주지 않는다. 그러나 독풀 체질은 다르다. 어느 특정 분야에 틀림없는 재능을 타고났어도 아이의 계속되는 내적 갈등은 충만하고 만족스러운 생활을 방해하고 그의 조숙함은 비뚤어진 고집으로 상쇄된다.

갈등을 겪고 있는 측백나무 체질과 더 비슷하게, 독풀 체질은 유순한 감정이냐 악의에 찬 감정이냐에 관한 투쟁 때문에 불편함, 죄책감의 만성적 상태에 빠지게 될 것이다. 그러고 나서 죄책감은 낮은 자존감에 빠지게 하고 그로 인하여 불행하고 오해받고 있다고 느끼게 한다. 이것이 그가 가끔 반박과 비난에 격렬한 울음을 터뜨리는 이유다.

형제자매나 부모와의 잦은 언쟁, 도덕적으로 용납하기 힘든 방식으로 버릇없게 행동함으로써 불행이 싹튼다. 자신의 의도대로 다른 사람들과 세상이 따르도록 시도하는 중에 심지어 폭력적인 행동을 할 수도 있다. 스스로는 빠져나오기 힘든 악순환에 빠져서 더 많은 죄책감과 불안감을 느낀다. 자신이 언젠가는 정신 이상이 될 거라는 걱정도 한다.

그러나 독풀 체질은 일반적으로 자신의 몸과 현실을 자신과 분리시키는 측백나무 체질처럼 대체로 여리고 공상적이지는 않다. 불편하기는 해도 그는 좀 더 이 세상에 소속되어 있다. 물론, 그에게도 똑같이 반응하는데 모자라는 면이 있다.

예를 들어 아이에게 학교가야 되니까 옷을 입으라고 하면, 30분 뒤에도 손에 양말을 들고 잠옷을 입은 채 돌아다니는 식이다. 정신적 혼동이 있을 수도 있다. 아이는 질문에 대답하지 않고, 문장을 완성시키지 않거나 적절한 단어를 찾지 못하거나 학업에 집중하지 못하고 한 가지 생각에 집중하지 못한다. 측백나무 체질이나 소금 체질처럼, 독풀 체질은 갑자기 말이 많아지고 통제할 수 없는 어떤 힘에 이끌려가는 것처럼 장황하게 얘기하며 언제 멈춰야 할지 모른다.

독풀 체질 청소년은 종종 자신이 또래들과 다르다고 생각한다. 독창적인 정신을 가지고 있고 변덕스런 유머감각이 있으며 특정 가족에게나 친구에게 강한 애착과 충성을 유지한다.

그러나 가끔 이런 긍정적인 성격은 고집 센 본성과 뾰로통하고 말도 안 되는 말다툼이나 싸우는 경향 때문에 좋게 평가되지 못한다.

모든 독풀 체질은 호감을 사기 원하고 행동을 잘하려고 노력한다. 단지 너무 쉽게 포기해버리고 자제력이 없을 뿐이다. 그로 인해 그의 사회적·도덕적 불안감은 증폭된다.

학습 및 행동 장애 등의 뇌장애 치료에 유명한 독풀 체질 치료제

"독풀 체질 치료제의 전체적인 효과는 뇌로 퍼져나가는 것 같다"고 윌리엄 뵈리케가 말한 이래 이 치료제는 많은 경우 학습 및 행동 장애를 가진 아이들, 사회적 기능이 부족한 아이들에게 주로 투여되고 있다. 독풀 체질 치료제는 벨라돈나에서 나타나는 것과 비슷한 섬망증 delirium(여러 가지 원인에 의해서 잠시 정신이 나가는 증세. 병이라기보다는 증상으로 본다—역주)과 뇌장애 치료에 가장 유명하다.

어두운 밤에 두려움에 휩싸여 잠에서 깨어나고, 가끔 놀라 소리를 지르며, 무도병 chorea(얼굴, 손, 발, 혀 등의 근육에 불수의적 운동장애를 나타내는 급성 뇌질환—역주) 증세를 경험하거나 특정 근육 부위에 경련이 일어나는 것에는 독풀 체질 치료제를 사용한다.

이런 증상 이외에는 전형적인 독풀 체질 아이들에게 주목할 만한 신체적 통증이나 증상은 없다.

유리
체질
Silica

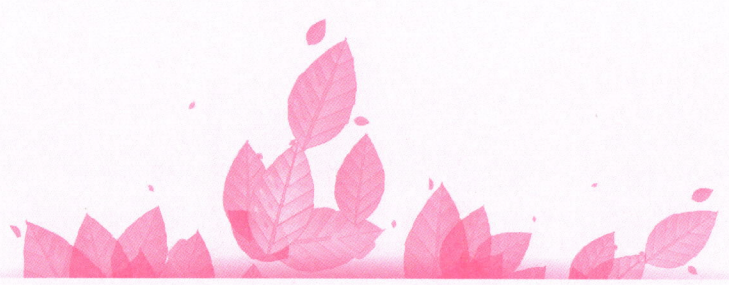

모든 것이 훤히 들여다보이는 유리는 깨지기 쉽고 약해 보이지만 실제로는 탄성이 있고 유연하며 매우 강하다. 유리 체질은 유리의 투명성처럼 부끄러움과 낯선 사람에 대한 두려움이 있다. 자신감이 별로 없으므로 적대적이고 어려운 상황에서 싸우기보다는 물러나려는 경향이 있다. 주로 연구원 스타일이다.

유리 체질 치료제는 유리 원료인 규소의 파동에너지를 이용해서 만든다.

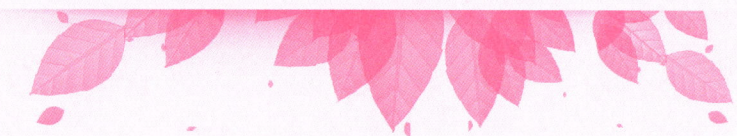

유약하게 보이지만
원하는 것을 반드시 얻어내

유리 체질 아이들은 전형적으로 할미꽃 체질과 굴 체질의 본성을 많이 띠고 있다. 그러나 유리 체질 아이들을 위한 별도의 치료는 존재한다.

유리 체질이 할미꽃 체질과 비슷한 점은 부끄러움과 낯선 사람에 대한 두려움, 아플 때 매달리는 태도, 감정이 상처받거나 책망 받을 때 쉽게 우는 경향에서 나타난다. 자신감이 별로 없으므로 적대적이고 어려운 상황에서 공격적으로 싸우기 보다는 물러나려는 경향이 있다. 비록 언뜻 보기에는 (외부 영향에 대항하지 않고 싸우지 않으므로) 할미꽃 체질의 온순함과 부드러움을 보이는 것 같지만, 실제로는 상황에 유연하게 대처하면서 자신의 의지나 뜻을 굽히지 않는다. 조심스럽고, 자신을 내세우지 않으며 풍파를 일으키는 것을 피하지만 자신을 짓밟는 것은 용납하지 않는다.

결단력도 어느 정도 있는 편이다. 한번 어떤 결정을 내리거나 확신이 서면 변덕이 심한 할미꽃 체질과는 달리 계속 결정을 밀고 나간다.

독립심에 대해서 얘기하자면 유리 체질은 굴 체질을 더 닮았다. 아이는 스스로 판단하고 자신의 생각을 내세우며, 다른 사람들의 저항을 약화시키고, 마모시켜서 결국 남들이 그가 원하는 것을 생각하게 하고 그의 방식대로 따라오게 유도한다. 예를 들면, 기숙사학교를 다니고 싶지 않은 아이는 집에서 살거나 다른 곳으로 가고 싶다고 부모를 설득할 수 없을 때 부모 편지에 답장을 안 하고 전화하기를 거부하는 등 수동적인 설득 방식을 시도한다.

유리 체질 아이는 유황 체질이나 마전자 체질이 하는 것처럼 대놓고 못된 짓을 하기보다는 애매한 핑계를 대거나 꾀병을 부리면서 자신의 목적을 이룬다. 종종 굴 체질처럼 고집과 끈기를 보여주기도 한다. 불합리한 행동을 하며 억지를 부리기 보다는 하기 싫은 것에 대해 완고하게 저항하거나 거절의 형태로 고집을 부린다. 굴 체질처럼 유리 체질도 집에 지나치게 애착을 가진다. 특히 유리 체질 치료제가 예방적으로 처방이 됐을 때 향수병을 앓는 많은 어린이들에게 유익하다.

여름 캠프를 가서 매일 아침 6시에 부모에게 전화해 집에 가고 싶다고 울면서 애원하는 열 살짜리 소년을 예로 들 수 있다. 소년이 집에 오는 것은 불가능한 상황이었고, 지친 엄마는 "남자답게 끝까지 해라"라며 설득하려 노력한다. 대화는 이제 다음과 같이 철학적으로 진행된다.

"왜 이걸 끝까지 해야 돼요? 이거 안 하면 남자가 덜 되는 건가요?"

"꼭 그렇지는 않지만 여름 캠프는 교육적인 체험의 일부분이잖니."

"내가 이렇게 불행한데 어떻게 이게 교육적인 체험인 거죠?"

"불행조차도 삶을 살아가는데 필수적인 부분이란다."

"하지만 불행이 왜 인생의 한 부분이 돼야 하죠?"

엄마가 생각할 수 있는 최고의 말은, "그런 게 인생인 거야. 그것이 인생의 가르침 중 하나란다" 였다.

"내가 아직 이렇게 어린데 불행하기를 바라나요? 제발 좀 더 나중에,

내가 더 나이 먹은 뒤에 그걸 배우면 안 될까요?"

결국, 소년은 이구나티우스 콩 체질 치료제를 통해 향수병을 이겨냈다. 그후 집을 떠나기 전에는 예방적으로 유리 체질 치료제를 처방받았고, 다음 두 해 여름 동안 이구나티우스 콩 체질 치료제가 필요하지 않았다.

유리 체질 아이는 신체적으로 섬세하고 감정적으로 예민하기도 하지만 마음은 안정적이다. 그는 침착하고 믿을 수 있으며 보여주기 위한 갈망과 자랑하고 싶은 마음을 통제할 수 있다.

꼼꼼하지만 자신감이 부족하여 나서기 싫어하는 아이

유리 체질은 제멋대로 하려는 욕심이 전혀 없지만, 이따금 드러나게 다른 사람을 지배하여 자신의 의지를 주장해야 한다고 생각한다. 꼼꼼한 것으로 말하면, 비소 체질도 유리 체질보다 꼼꼼할 수 없다. 유리 체질처럼 학교에서 꼼꼼하게 책상정리를 하고 집에서 세심하게 동생을 보살피는 아이는 없다. 다섯 살짜리 유리 체질 여자아이가 6개월짜리 동생을 돌보면서, 아기의 명령하는 몸짓과 고압적인 울음 소리에 두려워 엄마에게 호소한다. "엄마, 애기보고 나한테 이래라저래라 명령하지 말라고 해줘!"

유리 체질 학생은 학습과제에 압도되더라도 근면성실하게 학업에 전념한다. 그러나 자신감이 부족한 것이 특징이어서 학업을 끝마칠 만큼 자신이 충분히 준비되었다고 느끼지 못한다. 학교 도서관과 강의실을 헤매며 어슬렁거리는 만년학생들은 대부분 유리 체질이다.

유리 체질은 쉽게 스트레스를 받는다. 그의 본성은 겁이 많은 동시에 조심스럽다. 그에게는 항상 진취적인 것이나 재미의 이점보다 위험요소가 더 중요하다. 보통 아이들이 체육시간이나 놀이터에서 눈썹하나 까딱하지 않고 시도해보는 그런 놀이를 유리 체질은 하지 못한다.

유리 체질은 대중 앞에서 창피 당할까봐 두려워 안전한 거리나 공원에서도 친구들과 함께 자전거를 타지 않고 마당이나 뒤뜰에서 혼자서 자전거를 탈 것이다. 좀 더 커서 학교에 다닐 때에도 자신감이 부족한 모습을 종종 보인다. 재주가 뛰어나고 똑똑함에도 불구하고 교실 뒷자리에 조용히 앉아서 선생님의 질문에 대답도 거의 하지 않고 자신이 지목당하지 않기를 바란다. 이것은 자신감 있고 이름 불리기를 좋아하고 정답을 알고 있든 모르고 있든 항상 손을 드는 유황 체질 및 수업시간에 대답하기를 좋아할 뿐만 아니라 보통 정답을 말하는 비소 체질, 마전자 체질과 대조를 이룬다. 누군가 자신을 알아채는 것을 싫어하는 유리 체질은 관심을 피하기 위해서 많은 애를 쓸 것이다.

시간이 지남에 따라, 아이는 분별력 있고 정확하고 조금은 비판적으로 성장한다. 판단할 때 한쪽으로 쏠리는 경향이 있지만 취향이 까다롭기 때문에 흠잡기를 일삼지는 않는다. 확실히 유리 체질 아이는 기쁘게 해주기 어려운 아이다.

양말 하나 고르는 작은 일에서조차 유리 체질 아이는 심하게 꼼꼼하다.

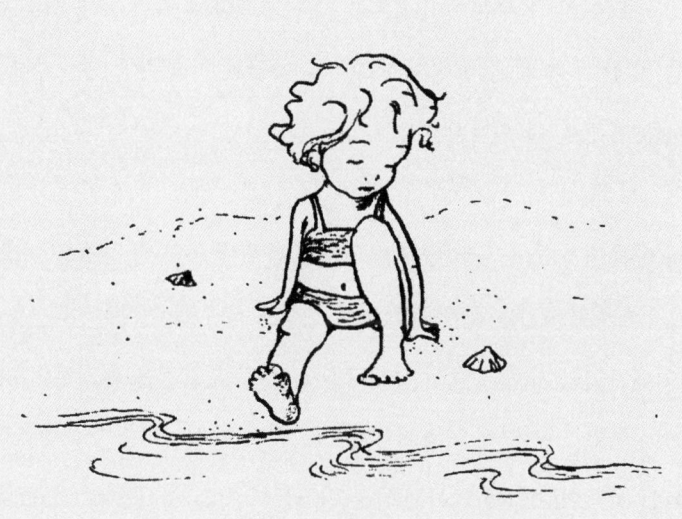

유리 체질은 자신감이 부족하고 나서기를 싫어한다.
심지어는 대중 앞에서 창피 당할까봐 두려워 안전한 거리나 공원에서도 친구들과 함께 자전거를 타지 않고 마당이나 뒤뜰에서 혼자서 자전거를 탄다.
지나치게 정직하고 지나치게 꼼꼼하기까지 해서 유리 체질 아이는 다른 친구들과 약간 멀어질 수 있고 그래서 외롭게 자라기도 한다.

이런 식이다. "신발을 신었을 때 발가락 쪽에 양말이 주름이 잡힌다" "발목 부분 고무줄 밴드가 너무 조인다" "안쪽 소재 때문에 발이 너무 덥겠다" "양말이 발목 부분에서 흐트러진다" "색깔이 좋긴 한데 너무 밝다" 등등. 그는 옷에 붙은 설명서가 피부를 자극하기 때문에 또는 주름진 시트 때문에 잠을 잘 수가 없다.

여기서 유리 체질 아이는 여러 개 겹친 매트리스 아래 있었던 완두콩 하나 때문에 잠들 수 없었던 지나치게 꼼꼼했던 동화 속 공주를 연상시킨다. 그가 맞닥뜨리는 잦은 감정적 섬세함도 공주를 연상시킨다. 유리 체질 어린아이는 자신의 낙심은 참고 다른 사람의 감정을 배려하며 지나치게 정직하고, 그러면서 역경에 맞선 금욕주의를 실천하는 듯하다.

이런 성격으로 인해 아이는 다른 친구들과 약간 멀어질 수 있고 그래서 외롭게 자라기도 한다.

이기적으로 보이는 건 내성적인 성격 탓

유리 체질 아이는 본능적으로 상처를 잘 받으므로, 상처받는 것을 피하기 위해 개인의 영역을 침범하는 매력 없는 이 세상의 사건들이나 가족들끼리의 논쟁 및 친구들 간의 복잡한 관계처럼 너무 강렬한 감정들에 개입하지 않음으로써 스스로를 분리시킨다.

친구들과의 관계에서조차 그는 외향적이기 보다는 내향적이다. 이런 특성은 그를 냉담하고 쌀쌀하고 심지어는 이기적으로 보이게 한다. 그러나 그는 사람들을 무시하거나 상처를 주고 싶지 않아 한다. 그저 혼자 있기를 바라는 것뿐이다.

사실상 이 민감한 아이는 감정적인 부조화가 생기면 고통스러워하며, 회복하는데 오랜 시간이 걸리기 때문에 다른 사람에 대해 삼가는 태도, 냉정, 고립, 어느 정도의 자족 등으로 자기 방어적인 기술을 구축한다. 신기하게도 정신적·감정적인 차원에서 느린 회복력은 다양한 신체적인 질병에서도 느린 회복력을 나타내는데, 증상은 특히 피부질환으로 나타난다.

피부염, 중이염이 흔하고, 발에 땀이 심하게 나는 것이 특징

상처에서 계속되는 고름, 감염과 열상, 피부에 박힌 이물질에 의한 증상이나 손발톱 주위의 피부 감염, 곪아서 짜낼 수 없는 종기들, 치유되지 않는 궤양성의 감염 등을 들 수 있다.

유리 체질과 할미꽃 체질은 야뇨증, 기침, 감기, 귓병 같은 어린 시절에 잘 앓는 질병을 자주 앓는다(유리 체질의 귓병 증상은 다양하다 - 분비물, 귀가 막히고 고름이 흐르며, 난청, 비정상적인 소음, 고막 파열 등). 이런 증상에 보통 할미꽃 체질 치료제가 효과가 없을 때 종종 유리 체질 치료제가 효능이 있다.

여기서 유리 체질과 굴 체질의 차이를 분석해볼 필요가 있다.

유리 체질 어린아이들은 앉기, 일어서기, 걷기 등을 배우는데 느리고 무언가 해보려는 의욕이 별로 없다. 굴 체질 아이는 분명하게 더 '축 처지고', 유리 체질은 유사하게 유연하고 고무 같다. 과도한 탄력성 때문에 어린 운동선수는 근육을 통제하지 못하고 너무 유연하고 잘 휘어지는 손가락 때문에 피아노나 바이올린 연주자가 되기에 방해가 될 정도다. 둘 다 쉽게 지치고 머리와 목 주변에 특히 잠잘 때 땀이 많이 난다. 그러나 유리 체질은 추가적으로 양말과 신발 가죽까지 젖을 정도로, 발의 피부까지 벗겨지게 할 정도로 불쾌한 땀이 난다.

유리 체질이나 굴 체질은 우유를 먹지 못한다. 먹으면 설사를 하고 토하여 심지어 가끔 모유도 먹지 못한다. 유리 체질은 영양실조나 음식섭취 부족의 징후를 보여주고 바짝 마른 모습이 된다(굴 체질은 영양섭취 상태는 좋아 보인다). 두 치료제 모두 편도선이나 만성적으로 재발하는 인두염, 계속되는 귓병을 예방하는데 쓰일 수 있다.

두 체질 모두 추위에 예민하다. 유리 체질은 특히 그렇다. 머리를 차게 할 때, 더울 때 시원한 물로 샤워를 할 때, 에어컨에 의한 냉기에 민감하다.

또한, 둘 다 달의 모양에 영향을 받는다. 굴 체질이 주로 보름달일 때 악화되는 반면 유리 체질은 초승달일 때 주로 악화된다.

종종 이 두 유형은 몸무게, 체격, 신체적 외모로 구별될 수 있다. 굴 체질 아이들은 보통 뚱뚱하고 군살이 축 늘어지고 냉정하고 통통한 장밋빛

볼을 가지고 있는 반면, 유리 체질 아이는 좀 더 가느다란 체격에 작고 무난한 이목구비와 깨끗하고 거의 반투명한 피부를 통하여 정맥들도 보인다. 종종 창백하고 때때로 연약해 보이며, 초췌하고 주름이 쭈글쭈글하여 나이가 들어 보인다.

　금빛 머리칼을 가졌을 경우 머릿결은 좋지만 대개는 가늘고 숱이 적은 머리카락이 성인이 되면서 고운 비단 같은 질감을 갖게 되는 유리 체질은 굴 체질보다 더 전형적인 금발이다. 숱이 많지 않은 금발 머리, 연약한 체격과 이목구비, 하얗고 매끈한 피부가 합쳐진 유리 체질 아이는 천사와도 같은 모습을 하고 있다.

바륨 체질
Baryta carbonica

바륨은 무르며 공기중에서 쉽게 산화된다. 바륨 체질은 바륨의 성질처럼 선천적으로 신체적 · 정신적 · 감정적으로 성숙이 잘 안 된 상태다. 우스갯소리를 잘한다. 바륨 체질 치료제는 뇌암에 많이 사용된다.

바륨 체질 치료제는 탄산바륨의 파동에너지를 이용해서 만든다.

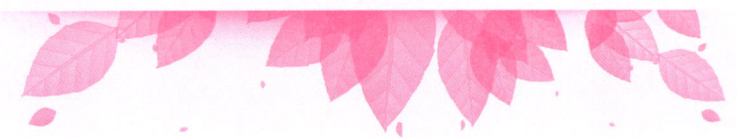

겁많은
달팽이처럼

바륨 체질 아이는 그 나이 또래에 친숙하고 적절한 것이라 하더라도, 일상적인 것을 넘어서 도전으로 닥쳐오는 것이면 어떤 것이든 위협으로 여긴다. 어린아이는 자신을 놀리고 비판하고 자기가 없을 때 자기 이야기를 하는 친구들을 만날까봐 두려워 유치원이나 심지어 파티에 가는 것도 두려워한다.

전체적으로 불안정하고 조심스러운 성격을 가졌으며, 마치 껍데기에서 머리를 살짝 내밀었다가 위험의 징후가 조금이라도 보이면 다시 들어가버리는 달팽이를 연상시킨다.

바륨 체질 치료제는 정신적·감정적으로 잘 성장하지 못하는 아이들에게 처방된다. 부족한 자신감, 사회생활에 대한 지나친 두려움, 약한 집중력(어느 날에는 단어 철자 쓰는 것과 덧셈을 어떻게 하는지 기억하지만 다른 날에는 잘 기억하지 못한다), 지능발달 지연 등이 가장 눈에 띄는 증상들이다.

굴 체질 아이들과 비슷하게 그는 다른 아이들처럼 자신이 빠르고 또렷하게 말하지 못하는 것을 알고 불안해한다. 심지어 다른 아이들이 함께 웃을 때 자신을 비웃는 것이 아닌가 생각하고, 자신이 놀림을 받는 것이 아닌가 생각하고 두려워한다. 이런 부끄럼증은 잘 극복되지 않는다(반면 유황 체질이나 인 체질은 놀림당하는 것도 자신이 관심 받는 것으로 여기며 대수롭지 않게 생각하여 좋아하고 같이 웃는다).

한 바륨 체질 여자아이에게 왜 학교생활을 즐겁게 하지 못하는지 물었다. "선생님과 반 친구들이 좋지 않아? 왜 수업에 좀 더 적극적으로 참여하지 않고 친구들이 하는 게임에 같이 어울리지 않는 거지?"

아이는 대답하기를 "물론 친구들을 좋아해요. 하지만 애들이 저를 비웃을까봐 항상 두려워요. 그러면 저는 친구들에게 밟혀서 알루미늄 깡통처럼 찌그러져버리는 느낌을 받을 것 같아요."

이런 예민함 때문에, 바륨 체질 아이는 자기 안으로 움츠러 들어가 또래들과 섞여 참여하려고 노력하는 것조차 거부한다. 한 집단 속에서, 조용히 앉아서 사교적 실수를 두려워하고 자신을 거의 드러내지 않으면서 무슨 일이 일어나고 있는지 쳐다보기만 한다. 아니면 주변을 의식하지 못하고 혼자만의 생각에 사로잡혀 즐거워한다.

가끔은 측백나무 체질처럼 자신만의 공상세계에 빠져서 넋을 잃는다. 상상 속에서 친구들을 만들어 동반자로 삼거나 하루하루 진행되는 이야기를 만들어내 약간 이상한 행동을 하지만 결국 혼자임을 알게 된다.

그러나 이런 행동들이 정신적 뒤처짐을 의미하지는 않는다. 단지 그가 좋아하지 않는 것에 대한 책임을 회피하고 궁지에 몰렸을 때 변명을 하려는 것뿐이다.

나만의 방식으로
세상을 봅니다

바륨 체질은 세상에 대한 자신만의 접근방법과 행동방식이 있다. 예를 들어 길 건너편에 사는 매혹적인 20대 프리마 발레리나(발레단의 여자 주역 무용수)에게 마음이 사로잡힌 한 여섯 살짜리 아이는 진기하게도 옛날식의 접근 태도를 보였다. 가끔 그녀에게 전화해서 "이층 화장실로 가서 창문으로 내다봐요. 저도 이층 화장실 창문으로 내다볼게요. 그리고 우리 서로에게 손을 흔들어 봐요"라고 말한다.

정반대로 뉴에이지의 성향을 갖고 있는 아이도 있다. 일곱 번째 생일에 무엇을 하고 싶은지 물었더니, 가족들의 친구이기도 한 마사지사에게 마사지를 받고 싶다고 대답한다. 가끔 바륨 체질 아이는 나이에 맞지 않게 명상적이고 독창적인 그리고 사려 깊은 발언을 한다.

다섯 살짜리 여자아이가 인솔 교사와 친구들과 함께 자연속의 산책로를 걷고 있었다. "저기 나무들이 하늘과 닿은 걸 좀 봐. 아름답지 않니!"라며 선생님이 하늘을 가리켜보이며 말한다.

"나무들이 하늘과 닿고 있나요?" 여자아이는 묻는다.

"물론이지, 너는 안 보이니?"

긴 침묵이 흘렀다. 그러고 나서 아이는 예상치 못한 대답을 한다. "제가 계속 보고 또 보는 데도 이해할 수가 없어요."

죽는 것에 대해서 곰곰이 생각하던 어린 딸이 어머니에게 물어본다. "사람이 죽은 후에 웃을 수 있을까요?"

"오, 그럼." 어머니는 확언한다. "죽음은 단지 새롭고 종종 아름다운 생의 시작일 뿐이란다."

"하지만 남아 있는 사람들도 웃을 수 있을까요?" 여자아이는 집요하게 물어본다.

더 자란 아이에게서는 달팽이같은 사고방식이 관찰된다. 자신의 능력에 관해서 허세를 부리지 않을 뿐더러 유리 체질처럼 다른 사람의 관심을 받는 것에 상당한 불편함을 느낀다. 바륨 체질 아이들은 단체 활동이나 또래들과의 지나친 사교활동은 피하려고 노력한다.

전반적인 특성은 미국의 수필가이자 시인인 제임스 러셀 로웰 James Russell Lowell의 표현을 떠오르게 한다. "고독은 사회의 성격을 건전하게 하는데 매우 유용하다."

나이가 좀 더 든 바륨 체질 아이는 사교적으로 자랄 수 있다. 하지만 다른 어려움이 생긴다. 바륨 체질 아이는 자신이 약하다고 생각하는 경향이 너무 강해서 여러 가지 의무를 쉽게 포기한다. 즉 숙제를 성실하게 해야 되며, 건전한 결정에 따르고, 지루하지만 자신이 맡은 책임을 다해야 한다는 것을 편리하게 면제시킨다.

패배주의까지는 아니지만 그런 운명론적인 태도는 "내일까지 연기할 수 있는 것을 왜 오늘 해야 하지?"와 같은 철학을 공유하는 게으른 굴 체질과 다소 유사하게 만든다.

똑같은 자신감 부족으로 괴로워하지만, 인내심을 갖고 노력하고 그리고 성공하는 유리 체질과 달리, 바륨 체질은 운명을 거스르는 것은 아무 의미가 없다고 결정하고 자기 스스로 지적 게으름에 빠져서 활발한 사회적 생활을 추구한다. 학교 성적 떨어지는 것에는 신경을 쓰지 않는다. 마치 바륨 체질 아이는 또래 집단과의 사교와 지적 발달을 둘 다 챙길 수 있는 체력과 정신력이 없어 보인다.

바륨 체질은 굴 체질, 유리 체질과 밀접한 관계가 있다.

바륨 체질의 신체적인 면을 보면, 제대로 성장하지 못할 수도 있다. 식욕부진, 수면부족, 낮은 활력, 성장 지체, 상기도와 흉부 감염, 눈과 귀의 감염, 부은 편도선과 분비선 등 이런 모든 증상은 바륨 체질 아이들이 흔히 만성적으로 가지고 있는 증상들로, 바륨 체질 치료제를 사용함으로써 극복할 수 있다.

마전자 체질
Nux vomica

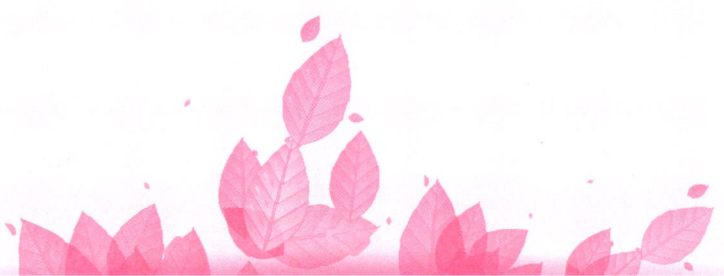

마전자는 한방에서 많이 쓰는 강독으로, 인류에게 알려진 최고로 유독한 독 중 하나다. 이 독에 노출되면 신경이 과잉 자극되어 마비증상이 온 후 심한 경련이 일어나고 결국 죽게 된다. 하지만 치사량이 아니면 신체적·정신적으로 능률이 오른다. 마전자 체질은 마전자 독에 의해 신경이 자극된 것 같이 야망을 완벽하게 이루기 위해 항상 일이나 공부에 온 신경을 집중해서 완벽을 추구하다보니 인내심이 약한 신경이 지쳐 짜증을 잘 내고 흥분을 잘 하며 폭력을 행사하기도 한다. CEO 체질이며, 화나면 재떨이를 던지는 스타일이기도 하다.

마전자 체질 치료제는 마전자의 파동에너지를 이용해서 만든다.

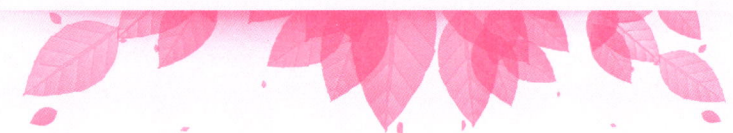

반장이나
경영자 스타일

마전자 체질은 유황 체질과 비소 체질의 흥미로운 조합을 보여준다. 유황 체질처럼 아이는 활기차고 독립적이며 진취적이고 자기 존재를 확실히 인식시켜 주며, 비소 체질처럼 능숙하고 열정적이지만 불안한 성향이 있다. 그러나 쉽게 화내고 지나치게 흥분하며 변덕스러운 것이 전적으로 마전자 체질의 특징이다.

마전자 체질은 보통 착한 성격을 가지고 있으며 영리하다. 예를 들어, 글과 말에 능숙한 네 살짜리 아이가 밤에 몸이 아플 때 이렇게 크게 외칠 것이다. "엄마, 마전자 체질 치료제를 좀 갖다주세요!"

좀 자라면 아이는 지적 호기심이 왕성해지며 다양한 취미와 기량을 개발한다. 비록 눈에 띄지 않을지라도 아이는 야망이 있고 경쟁심이 강하며 성공할 준비가 돼 있다. 어릴 때부터 열심히 노력하면 성공할 수 있다는 신념을 가지고 실천에 옮긴다. 대개 완벽주의자여서 모든 것들이 잘 정돈되고 꼼꼼하고 깔끔해야 하는 비소 체질 같은 특징도 보인다. 또 자신의 유리한 점에 대해 충분히 생각할 수 있는 능력이 있고 권력을 상당히 의식한다. 어렸을 때부터 전투, 유명한 황제, 왕, 장군들이나 권력을 행사하는 이들의 삶에 대한 책과 제1,2차 세계대전에 대한 책을 닥치는 대로 읽는 일에 마음을 뺏긴 남자아이들은 종종 마전자 체질이거나 유황 체질로 판명된다. 비소 체질은 일상에서 지휘하는 장군 못지않은 판단을 한다. 하지만 어렸을 때는 그다지 전쟁에 관심이 많지 않다.

비소 체질 아이와 비슷하게 마전자 체질 아이도 남을 지나치게 통제하는 경향이 있다. 기회가 주어지면 남자아이는 다른 이들을 지배하고 통제하려 할 것이다. 보드게임을 할 때 상대의 실수를 지적해가면서 체커나 체스를 할 것이다. 또한 경기장에 있을 때는 팀원들에게 소리를 지르면서 명령한다(유황 체질은 그저 남이 따라줄 것이라 기대하고 자신의 방식대로 한다). 여자아이도 똑같이 종종 청하지도 않은 것에 대해 충고하는 것을 좋아한다.

마전자 체질은 항상 반장이나 권위 있는 위치의 책임을 맡는 것을 간절히 바란다. 뿐만 아니라 흠잡기를 일삼는다고 할 수 있을 정도로 까다로우며, 어린아이는 종종 다른 이들의 태도와 실적에 대해서 비판적이고 자기가 옳다고 생각하는 방식대로 되지 않으면 불안감을 나타낸다. 예를 들어, 아이는 또래들이 학교에서 엉성한 학습태도를 보일 경우 짜증을 낸다. ("답을 모르면 손을 들지 말아야지!") 아니면 연주회에서도 또래의 연주가 좋지 못하면 똑같은 반응을 보인다. ("왜 잘 하지도 못하는 곡을 선택해서 망치는 거야!") 여덟 살짜리 아이는 부모를 나무랄 것이다. "맞아요, 엄마가 내 친구한테 설거지 도와달라고 할 수는 있죠. 하지만 요구하는 방식이 적절하지 않아요. 더 요령 있게 간접적으로 말해야 했어요." 아이는 자신이 비판받고 무시되는 것에 대해서는 극도로 민감하기 때문에 친구들의 감정에 더 예민하다.

마전자 체질 아이는 자존심이 쉽게 상처받으며 공격을 당했다고 생각

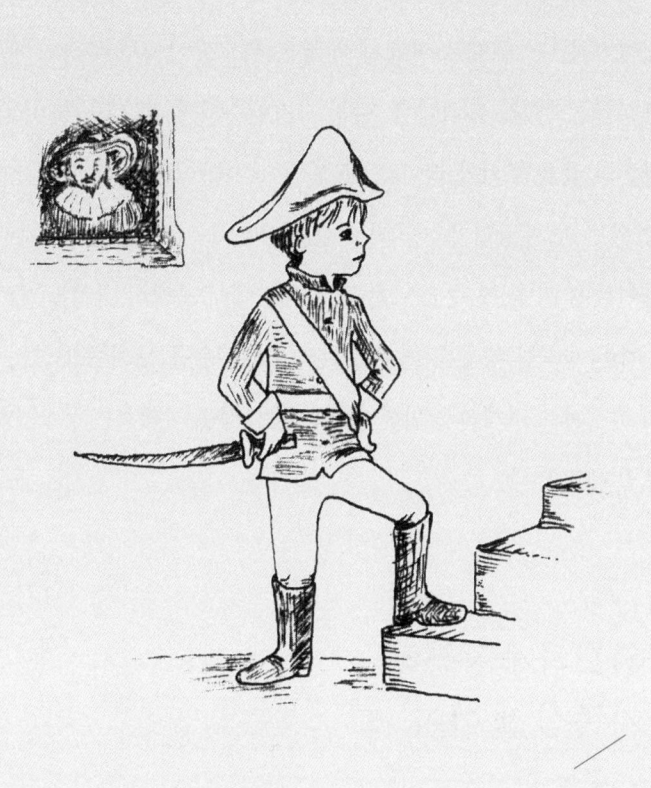

남자아이들은 종종 어릴 때부터 전투, 유명한 황제, 왕, 장군들이나 권력을 행사하는 이들의 삶에 마음을 뺏긴다. 제1,2차 세계대전에 대한 책도 닥치는 대로 읽는다.
남을 지나치게 통제하는 경향이 있으며, 항상 반장이나 권위 있는 위치의 책임을 맡는 것을 간절히 바란다.

되면 즉각적으로 과도하게 자기방어를 취할 만큼 민감하므로 주의해서 대해야 한다. 때때로 마전자 체질은 사교모임에서 뜻밖의 배려를 보인다. 만약 맛있는 음식이 두 번씩 먹기엔 부족할 때 그는 할미꽃 체질처럼 자신의 몫을 포기할 것이다. 또 만약 남자아이들이 학교 경기를 더 잘 볼 수 있는 높은 강단에 자리가 충분하지 않을 때 마전자 체질 아이는 다른 아이들이 더 잘 볼 수 있도록 높은 강단에서 자신이 내려올 것이다.

이런 성숙한 행동은 물론 정신적인 세련됨을 보여주고 그는 종종 자신의 본성과 자기개선을 위한 노력의 중요성을 이해하는 등 더 성숙한 면을 보일 때도 있다.

과도하게 흥분하는 자존심 센 아이

마전자 체질 아이는 허약한 감정적 균형과 짜증 및 좌절에 대한 빈약한 인내심 때문에 자기개선이 결코 쉽지 않다. 쉽게 짜증내고 과도하게 예민한 성향과 너무 쉽게 기진맥진해지는 신경(화나거나 갈망이 좌절됐을 때 그의 과잉 흥분은 말할 것도 없다)을 통제하기 위해서 마전자 체질 아이는 정말 있는 힘을 다한다.

누가 봐도 흥분을 잘하는 열두 살짜리 마전자 체질 아이가 있다. 아이는 집에서나 학교에서 놀라운 자제력을 보인다. 청소년기가 되어서도 가족간의 다툼이나 학교 문제로 흥분해서 성질을 내거나 음성을 높이지 않는다. 누군가 그에게 분노나 좌절감을 느낀 적이 없느냐고 물으면, 그는 당연히 있다고 한다. 5학년 때 한 번, 죽이고 싶을 정도로 선생님에게 몹시 화가 났었다고 했다. 아이는 나중에 남의 구경거리가 된 것을 너무 부끄러워했고, 품위를 잃었다는 것이 너무 소름이 끼쳐서(마전자 체질에게 자존심은 아주 민감한 문제다) '과도하게 흥분'(마전자 체질에게 알맞은 단어)하지 않고 항상 '침착함'을 유지하기로 그때 그 자리에서 맹세했다고 한다.

이와 대조적으로 극단적인 마전자 체질 아이도 있다. 이 경우에는 다루기 힘들고 노력해도 억제되지 않는 불안정한 감정이 성격상의 취약점이 된다. 극단적인 마전자 체질은 유황 체질의 성급함과 결핵 체질의 폭력적이고 통제 불가능한 성향을 둘 다 갖춘 듯하다.

어린아이는 아침에 일어나면서부터 심술궂고 짜증을 내며 징징거리고 하루 종일 불만을 나타낼 뿐만 아니라 때로는 더 심하게 성질을 폭발한다. 미친 듯이 소리 지르고 바닥에 벌렁 드러눕고 장난감들을 다 때려 부수고 자신을 진정시키려는 사람에게 주먹을 휘두르고 훈육을 하려는 사람을 걷어차고 물어뜯는다.

좀 더 자라면 극도로 논쟁적인 아이가 된다. 남을 탓하면서 자신의 실수를 신속하게 합리화하고 자신을 좌절시키려는 사람이 누구든 그들과 자발적으로 심지어 열성적으로 싸운다. 항상 반발심을 갖고 반항적이어서 선생님들의 인내심을 끊임없이 시험한다.

아이는 유황 체질처럼 고집이 세기도 하고, 비소 체질처럼 완강하게 자기 목적을 달성하며, 충동 체질처럼 언제 멈춰야 할지 모르고 맹렬하게 반대를 해서 남들과 합의할 수 없는 지점까지 밀어 붙인다. 나중에는 모든 상황에서 갈등을 유발하고 싸움을 걸어, 어디까지 상황을 악화시킨 후에 그만둘지를 시험해보는 청소년이 되기도 한다.

자존심 강한 엘리트 집단

굴 체질 아이처럼 '소극적 저항'이나 유리 체질 아이처럼 '집착력'은 마전자 체질에는 해당되지 않는다. 유황 체질 및 충동 체질 아이와 같이 '반항적인' 성향의 마전자 체질은 적극적으로 대립을 추구한다.

마전자 체질 여자아이는 남자아이처럼 까다롭지는 않다. 소녀는 성질을 잘 억제하지만 불리한 조건에서는 쉽게 기진맥진한다. 너무 큰 음악 소리나 심지어 소리내어 껌을 씹는 사람에게 극도로 짜증을 낸다. 가족, 친구들, 그리고 자기 자신 및 다른 이들의 성과에 비소 체질처럼 비판적이다. 청소년기의 마전자 체질 소녀도 성급하고 화를 잘 내며 불확실한 감정으로 불만을 나타낸다.

마전자 체질은 남자와 마찬가지로 여자들도 만족시키기 어렵다. 여성은 자신의 인생과 환경의 모든 면을 지배하려고 하면서 자신이나 다른 사람이 편안히 쉬기 전에 모든 것이 자신의 까다로운 취미와 소원대로 정확하게 맞아 떨어져야 한다. 이 때문에 비소 체질처럼 신경성 식욕 부진증 또는 대식증 환자가 될 수 있다. 이런 상태는 깊이 자리 잡은 불행이나 정신적 불균형에서 보다는 자신의 몸을 완벽히 통제하고 싶은 욕구 그리고 음식섭취를 제한할 수 있는 그녀의 우수한 자제력에 대한 자만심에서 나오는 것이다.

까다로운 본성 때문에 학교에서나 다른 친구들과의 관계에서 파당적인 태도가 생기기도 한다. 세련되고 지적 능력이 뛰어난 우수한 사람들만이 그녀의 엘리트 집단에 낄 수 있다. 둔하고 어설픈 인간은 제외된다. 마전자 체질 소녀는 자존심이 상당히 강하다. 하지만 소년과 마찬가지로 자신의 기질에 결함이 되는 것은 무엇이든 기꺼이 억제한다. "그래, 난 자존심이 강해." 열세 살짜리 아이가 가족의 평화를 위해서 자존심을 버리라는 요청을 받았을 때 다음과 같이 인정한다. "하지만 음… 내 생각에는 아주 조금은 희생할 수 있어. 그리고 가서 아주머니에게 사과를 해야겠어. 좋아, 내가 자존심을 좀 버리지 뭐. 그래도 남은 자존심은 아직 많으니까."

종종 마전자 체질은 유리 체질처럼 사려깊은 성향과 할미꽃 체질의 상냥한 성향을 보인다. 할미꽃 체질에 비해 관대함과 온순함이 부족할 수는 있더라도 말이다. 마전자 체질 소녀는 엄마가 몸이 좋지 않을 때에는 자발적으로 동생들 끼니를 챙기고 잘 보살핀다. 이런 매력적인 자질들은 자기 개선의 추구와 합쳐졌을 때 이 체질의 소년 소녀 모두에게 특별한 도덕적 세련됨을 갖추도록 이끌어낸다.

마전자 체질 치료제가 잘 듣는 신체 증상

육체적 증상과 관련하여, 마전자 체질은 호흡기와 소화기 질환이 많다. 심한 재채기와 경련성 기침 등의 코감기, 계절적·환경적 알레르기, 천식, 복통, 메스꺼움(토할 수 없는 경우), 구토, 설사 등 소화기 계통의 질병과 특유의 변비(대변은 마렵지만 변이 나오지 않거나, 변을 다 보았으나 또 마려운 상태)에 마전자 체질 치료제를 투여할 수 있다.

마전자 체질 치료제는 환경에 지나치게 예민한 다른 체질 아이들에게도 필요하다. 희미한 소음에도 집중력이 흐트러지고, 방에 들어온 파리 한 마리 때문에 잠을 이루지 못하고, 눈이 밝은 빛과 햇빛에 예민하며, 강한 냄새를 맡으면 두통이 생기는 경우에 마전자 체질 치료제를 사용할 수 있다.

마전자 체질 아이는 모든 유형의 추위에 예민하다. 온 몸을 따뜻하게 감싸주되 특히 머리 쪽을 따뜻하게 해주고 따뜻한 음료와 음식, 따뜻한 날씨는 몸 상태를 좋게 만든다. 종종 마음속에 가득한 잡다한 생각 때문에 불면증에 시달릴 수 있으며, 아침에 힘이 없거나 기가 부족하고 저녁이 되면 기운이 나아진다.

이구나티우스 콩 체질
Ignatia

콩은 피로 회복을 돕고 혈관을 튼튼하게 유지시키며, 치매를 방지하고 머리를 좋게 한다. 이는 레시틴이 뇌세포의 활동에 관여하는 '아세틸콜린' 이라는 신경전달 물질의 원료가 되기 때문이다. 즉 신경이 날카롭거나 스트레스를 많이 받았을 때 콩으로 만든 음식을 섭취하면 마음을 가라앉히는 효과가 있다.

이구나티우스 콩 체질은 감정적으로 예민해서 슬픔과 상실에 심하게 반응하는 체질이라고 할 수 있다. 키우던 반려동물이 죽었을 때 몇날며칠 우는 아이는 이 체질이다. 쉽게 잘 울며 식욕을 완전히 잃을 수 있고, 감정기복이 심하며 한숨을 자주 쉰다. 몸의 일부분이 먹먹하거나 근육경련이 나는 경우 콩 체질 치료제가 효과가 있다.

이구나티우스 콩 체질 치료제는 이구나티우스 콩의 파동에너지를 이용해서 만든다.

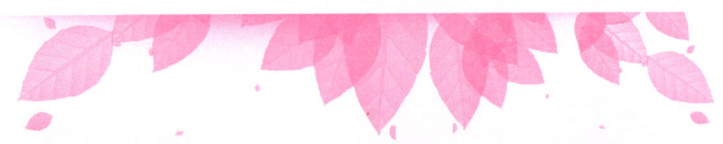

체질과 상관없이
감정을 다스려주는 치료제

이구나티우스 콩 체질은 쉽게 초조해하고 흥분하며, 한 번 결심한 것을 빨리 실천에 옮기는 경향이 있다. 허약하다고 할 만큼 감정적으로 예민하며 실망이나 좌절감, 책망을 받게 되면 곧잘 아프다. 특히 여자아이는, 예를 들어 누군가로부터 "넌 참 이기적으로 행동한다"라는 말을 듣는다면 걷잡을 수 없을 정도로 흐느낄 것이다. "난 이기적이지 않아! 난 아냐! 내가 이기적이라고 말하지 마!" 반복하며 소리칠 것이다. 소녀의 흐느낌과 짐승 같은 울부짖음은 달래기가 아주 어렵다.

이구나티우스 콩 체질 아이는 자신이나 남이 기대한 만큼의 성과를 내지 못했을 때 슬퍼한다.

학교에서 공부를 잘하지만 압박감을 꽤 느끼는 소녀의 예를 들어보자. 공부에 이어 악기 연주에까지 사람들의 기대를 많이 받은 아이는 이로 인해 연습에 너무 깊이 몰두하고 잘할 때까지 스스로 밀어붙였다. 이런 압박감 때문에 두통과 안면근육 긴장, 심지어는 안면 틱이 생겼다. 소녀는 너무 쉽게 울고 시간이 지나면 아무것도 하지 못하게 될 수도 있다.

또 다른 이구나티우스 콩 체질 소녀의 예를 들어보자.

아주 예민한 열두 살짜리 이 소녀는 학급에서 우수 반에 배치되지 못했다. 아이 자신은 물론 부모도 높은 성과를 기대하고 있었는데, 그것을 이루지 못한 소녀는 몸이 굳어짐을 느끼고 학교와 관련된 모든 것에 혐오감을 느꼈다. 심지어 식욕도 떨어지기 시작한다. 이구나티우스 콩 체질 치료제 처방을 받고 나서 얼마 안 되어 아이는 이렇게 말했다. "있잖아요. 학교에서 너무 공부만 하는 학생으로 여겨지지 않아서 정말 다행이지 뭐예요. 이제 전 과외활동을 할 수 있는 시간이 많아졌어요. 드라마반과 합창단 둘 다 지원했어요. 아주 재미있을 것 같아요!" 자신의 실패를 되새기거나(소금 체질의 인생에 대한 불만처럼) 자신감을 잃고(유리 체질은 근본적으로 자신감이 없다) 다시 시도하는 것을 거부하는(굴 체질은 다시 시도하는 것을 고집스럽게 저항한다) 대신, 소녀는 기분 좋게 다른 것으로 넘어갈 수 있었다.

흔히 이구나티우스 콩 체질 치료제는 아이의 기본적인 체질과 상관없이 특정한 감정적인 상태에 처방된다. 그것은 상실, 슬픔, 충족되지 않은 갈망으로 아이가 고생할 때나 아이가 살면서 원하진 않지만 피할 수 없는 현실을 받아들이는 것을 도와주는 역할을 한다. 그리고 소중한 희망이 산산조각 났을 때 겪는 넓은 범위의 감정적 불균형을 치료할 수 있는 최우선의 치료제다.

• • •

동생이 생긴 거 정말 싫어요!

• • •

때때로 이구나티우스 콩 체질 아이는 앞의 예에서 살펴본 것처럼 격렬하게 비탄에 빠질 수도 있다. 고통 받는 이구나티우스 콩 체질 아이는 겉으로 슬픔을 표시하지 않더라도 내적으로 서서히 약해지고 있다. 갑자기 모든 음식을 거부하고 심지어 우유도 거부하며 두 달 동안 사과주스만으로 연명한 걸음마 아이를 보면 알 수 있다.

평소에는 예의바르고 아무것에도 속상해하지 않고 발랄하게 지내는 아이였기 때문에 부모는 어떻게 해야 할지 몰라 당황해했다. "어떻게 18개월 된 아이에게 억지로 먹일 수 있나요? 아이를 설득하거나 꾀일 수도 없고 그렇다고 목에 음식을 강제로 넣을 수는 없지 않아요?"

자세히 알아보니 그 여자아이에게는 남동생이 생겼고 아이가 겉으로 남동생을 귀여워하고 보살피며 전형적인 시샘을 보이진 않았지만 장녀인 아이는 부모의 사랑을 동생에게 빼앗겼다고 느꼈을 가능성이 컸다(할미꽃 체질도 이와 같은 중세가 있을 수 있다).

3일 동안 하루에 한 번씩 많은 용량의 이구나티우스 콩 체질 치료제를 처방했다. 첫 번째 복용 후 아이는 우유를 먹고 싶어 했고, 두 번째 복용 후 소량의 크림 치킨(아이가 매우 좋아하는 음식)을 먹도록 설득할 수 있었다. 그리고 세 번째 복용 후 아이는 정상적으로 먹을 만큼 입맛이 살아났다.

이구나티우스 콩 체질 아이에게 동생이 생겼을 때 이 아이의 슬픔과 원통함은 부모에게 자신의 아기동생을 블루밍데일에 반납하라고 우기는 형태로 나타나기도 한다. 세 살짜리 아이는 부모의 정확한 설명에도 불구하고 어린 아기를 백화점에서 사오는 거라는 확신을 고수한다. 부모들은 아이에게 애원한다. "이렇게 약하고 힘없는, 심지어 서지도 못하는 어린

이구나티우스 콩 체질　　　　　　　　　　　　　　　　　　　　267

것을 어떻게 왔던 곳으로 돌려보내니?" 조숙한 세 살짜리 아이는 흐느끼며 애원한다. "제발, 저 약하고 힘없고 뼈밖에 없는 다리로 일어서게 해서 백화점으로 보내고, 가는지 그냥 확인만 해봐요!" 아기를 해치고 싶어 할 정도로 아이가 공격적인 질투심을 보인다면 이구나티우스 콩 체질 치료제가 효과적일 수 있으나 아주 심한 경우에는 뱀 체질 치료제가 더 우선적인 체질 치료제일 수 있다.

이구나티우스 콩 체질 치료제는 앞서 살펴봤던, 엄마에게 집에 돌아가게 해달라고 전화했던 유리 체질 아이에게도 효과적이다. 즉 캠프를 떠난 열 살짜리 남자아이가 집을 그리워하는 향수병이다(유리 체질 부분 참조). 주관이 뚜렷한 엄마는 아들을 집으로 오게 하는 대신 이구나티우스 콩 체질 치료제를 보내면서 기분이 나아질 때까지 하루에 두 번씩 복용하라고 했다. 며칠 후 더 이상의 한심한 전화는 오지 않았고 부모는 엽서를 받았다. "여기 음식 아주 훌륭해요. 활동들은 너무 재미있고 우리 방 반장은 정말 깔끔한 사람이에요!"

애지중지하던 애완동물을 잃은 것도 이구나티우스 콩 체질 치료제를 필요로 하는 또 다른 상황이다. 이 치료제는 슬픔을 완화시키는 뛰어난 능력이 있고 애완동물의 죽음을 슬퍼하는 어린아이가 돌이킬 수 없는 죽음을 받아들이는 것을 도와준다. 종종 어떤 사람이 잔인하게 동물을 학대하는 것을 보고 아이들이 충격을 받았을 때에도 이 치료제가 삶의 비극적인 양상을 병적으로 너무 깊게 생각하지 않도록 도와준다.

이구나티우스 콩 체질 아이는 일반적인 슬픈 상황에서도 가끔 극심한 슬픔을 느끼며 혼미해지고 분열의 느낌을 강하게 경험한다. 아이는 멍하고 어리둥절하며 심지어 망연자실하기 시작한다. 이것은 머리가 가벼워져 공중에 떠있는 듯한 기분과 함께 나타난다. 아니면 멍하게 있거나 심지어는 몸이 굳어지는 상태에 빠져버린다. 충격을 받아 심각한 고통을 겪으면 신경이 순간적으로 마비되는 것 같이 이구나티우스 콩 체질의 정신적 괴로움은 분열에 의해 일시적으로 마비된다.

여러 체질들의 히스테리 및 건강치 못한 여러 감정 증상을 치료하는 데 처방

이구나티우스 콩 체질 치료제의 한 가지 고유한 특징은 정신적 외상과 격한 감정으로 약해진 인격을 안정되게 하고 통합하게 하는 동시에, 다음과 같은 여러 체질의 건강치 못한 여러 증상을 동시에 치료할 수 있다.

- 마전자 체질의 민감함과 짜증을 잘 내는 성향, 불안해하는 신경, 흠잡기를 일삼는 태도, 다투기 좋아하는 것, 그리고 남을 비난하려고 하는 자세
- 석송 체질이 아플 때, 독재적이고 포악한 행동을 할 때
- 몸이 좋지 않을 때 공황상태에 빠져버리는 비소 체질의 반응, 비판적이고 요구가 많은 본성, 그리고 끝없는 불평
- 할미꽃 체질의 매달리는 의존성, 슬프고 애처롭고 채울 수 없는 동정의 추구

- 오징어 체질의 불만스러운 성향, 도와주려는 사람에게 느끼는 불만, 그리고 반박에 대한 인내 부족
- 인 체질의 부족한 감정 통제력, 뜻밖의 배은망덕함, 그리고 어떤 꿈과 낭만에 삶이 부합하지 못하면 절망에 빠져버리는 것
- 뱀 체질의 통제 불가능한 수다와 시기, 의심
- 유황 체질의 폭발성
- 결핵 체질의 변덕스러움과 쉽게 바뀌는 기분
- 소금 체질의 달랠 수 없는 분노와 반발, 그리고 슬프거나 고통스러운 생각에 오래 붙잡혀 있는 것 등등

이구나티우스 콩 체질 치료제는 주로 히스테리, 즉 과잉 흥분 상태를 치료하는데 처방된다. 겹치는 체질의 대혼란에 휘말리며 예기치 않게 상충되는 감정과 혼란스럽고 모순되는 기분은 기묘하게도 육체적 특징과 아주 유사하다. 따라서 이구나티우스 콩 체질을 가진 사람은 다음과 같은 역설적인 특징들을 가지고 있다.

- 신선한 공기를 좋아하지만 미풍에도 짜증을 내는 특징
- 두통이 있을 때 머리가 뜨겁다고 느끼지만, 차가운 것이 아니라 뜨거운 것을 대줌으로 두통이 좋아지는 특징
- 조용한 것이 아니라 음악으로 해결되는 두통이나 귀앓이
- 씹음으로써 나아지는 치통

- 기침으로 나아지지 않는 목의 간지럼이나 경련. 대신 억제할 수 없는 기침이 시작되고 기침을 할수록 더 기침이 심해진다.
- 기침하면 악화되는 대신 기침을 함으로써 나아지는 복부, 옆구리, 허리, 머리의 통증
- 먹어도 공복감이 해결되지 않고 위가 텅 빈 느낌
- 소화불량인 상태에서 아이는 크림이 듬뿍 있는 소스나 소화가 되지 않을 것 같은 음식을 소화시키고, 우유나 포리지(밀가루에 물을 부어 걸쭉하게 끓인 음료), 토스트나 과일 같은 밋밋한 음식은 먹고 싶어도 소화를 해내지 못한다.
- 토하지는 않지만, 먹음으로써 해결되는 메스꺼움
- 몸에 통증이 있거나 민감하거나 부어오른 부분이 강한 압박을 하면 더 악화되는 것이 아니라 편하고 좋아진다.
- 뾰루지도 없이 가려운 피부 (비소 체질)
- 열이 날 때 아이는 창백해지고 목이 마르지 않고 추위를 느껴 무언가 덮기를 원하고, 반면에 추위를 느낄 땐 얼굴이 빨개지고 목이 마르고 아무것도 덮고 싶어 하지 않는다.
- 속은 더운데 겉은 춥게 느껴진다.
- 격렬한 운동으로 해결되는 통증 (오징어 체질 같이)

등등 끝이 없다.

추가적으로 이구나티우스 콩 체질은 마전자 체질처럼 소리에 극히 민감하다. 아이는 지나치게 잠귀가 밝고, 작은 소리에도 잠이 깨며, 지적인

일에 집중할 때 경미한 소리에도 방해를 받는다.

냄새에도 똑같이 예민하다. 꽃, 향수, 커피, 담배 냄새 그리고 사람이 많은 장소, 엘리베이터, 좁은 방처럼 공기가 부족한 곳을 참지 못한다. 이렇게 답답한 환경에서는 질식할 것 같은 느낌에 발작을 일으킬 수도 있다.

암
체질
Carcinosin

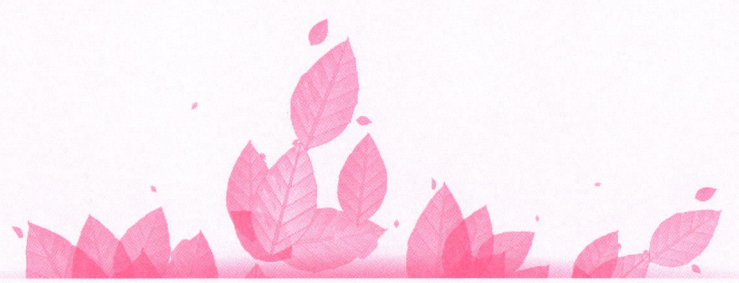

암 체질은 심리적으로 너무 마음이 착하고 여리며, 스트레스를 안으로 삭이는 사람들이다. 자신의 의지와 상관없이 아무리 싫어도 모든 일을 주위에서 하라는 대로 하면서 스트레스가 쌓이는 내인성 체질로서 교감신경의 긴장이 계속되어 암을 발생시킨다. 암 체질 치료제로 암 체질의 여러 가지 문제증상을 개선하기도 하지만 암을 예방하고 치료하기도 한다.

암 체질 치료제는 암조직 세포의 파동에너지를 이용해서 만든다.

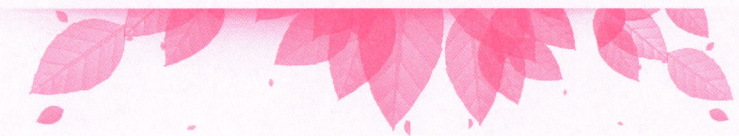

암의 가족력과 스트레스가 잘 쌓이는 강박적인 내인성 체질

육체적인 여러 증상의 호소에도 불구하고 암 체질은 보통 가족력을 통해 확인된다. 암 체질 아이들에게 중요하게 나타나는 육체적 통증은 대부분 가족 내 유전적인 암과 관련이 있으므로, 다음에 설명하는 정신적·감정적인 증상들은 2차적으로만 중요하다.

암 체질에도 비소 체질, 소금 체질과 매우 흡사한 성격이 있다. 암 체질은 권위에 대한 처신에 어려움을 겪는다. 강한 권위에 너무 고분고분하게 순종하거나, 끈질기게 그 권위를 자기가 쥐려고 한다. 이 문제는 부모의 과도한 통제에서 비롯된 것일 수도 있다. 아이는 자신에게 주어진 특정한 도덕적이며 지적인 요구대로 살기 위해 분투하고, 그렇게 할 수 없을 때 죄책감을 느낀다. 그러나 그가 보여주는 순종적인 면이 진짜 본성은 아니다. 나중에는 정당한 권위에도 심하게 공격적으로 반응할 것이다.

다른 한편으로는 그런 반응이 전혀 일어나지 않을 수도 있다. 비판적인 성격으로 높은 성과를 갈망하는 비소 체질처럼, 남보다 뛰어나게 잘해보겠다는 결심을 하는 야심찬 암 체질은 손쉬운 일은 물론 더 많은 일을 감당할 수 있다.

천식이 있는 한 고등학생이 분명하게 비소 체질로 보여서 비소 체질 치료제를 처방해주었으나 아무 효과도 없었던 적이 있었다. 극도로 성실한 이 학생은 암 체질의 특징도 갖고 있었다. 그가 병원을 다시 찾았을 때에야 그 학생이 천식이 심할 때가 방과 후인 오후 3시 반에서 6시 반이어서 비소 체질과 들어맞지 않다는 것을 알아냈다(비소 체질은 자정에서 새벽 2시에 주로 증상이 심해지며, 암 체질은 오후 1시에서 6시 사이에 힘들어하는 것이 특징이다).

처음에 학생의 가족과 주치의는 치열한 학업 스트레스와 운동 경기 때문에 증상이 악화된다고 생각했다. 아마도 어느 정도는 그것도 원인이었을 것이다. 그러나 심지어 주말이나 휴일에도 학생은 같은 시간대에 힘들어했다. 학생에게 암 체질 치료제로 바꾸어 처방한 결과, 천식이 좋아졌다. 가끔 어린 암 체질 아이의 강한 동기부여는 비소 체질 아이의 강박적인 성격과 유사하게 보일 수 있다.

암 체질을 가진 한 아이는 운동화를 신을 때 끈을 네다섯 매듭을 묶어야 안심한다. 또 다른 암 체질 아이는 밥을 먹을 때 이미 깨끗한 자기 밥그릇과 컵이 오염된 것이 두려워 끈질기게 여러 차례 닦는다.

또 다른 아이는 자기 비판적이고 까다로운 성향 때문에 글쓰기 숙제를 너무 많이 고쳐서 오히려 점점 글상태가 나빠졌다. 그리고는 자신이 원하는 것을 성취하지 못한 것 때문에 점점 더 이성을 잃어버리게 된다.

인생이 너무 심각한 진지한 아이

소금 체질처럼 암 체질 어린아이는 도덕적 원칙(관용, 친절, 진실)과 실생활에서 필연적으로 나타나는 불일치 때문에 그를 지도하는 부모님이나 선생님과의 관계에서 혼란과 곤경을 경험한다.

아이가 좀 더 크면 인생을 넘어야 할 장애물과 참아야 할 어려움의 연속으로 여기면서 소금 체질보다 더 성실하고 순종적인 본성을 나타낸다. 그렇기 때문에 그는 자신에게 도덕적인 제한을 가하고, 물불을 가리지 않고 원칙에 집착한다.

한 10대 소녀가 오랫동안 단핵증(혈액병의 일종) 때문에 괴로워하고 있었다. 사려 깊은 성격으로 지구는 위험에 처해 있고 사람들이 지구를 훼손한다는 것을 아주 잘 알고 있었으며 그 깨달음에 적합한 방식으로 살려고 노력했다. 그 결과, 종종 우울한 자신을 발견하고 인생을 사는 게 무슨 의미가 있는가 하고 방황했다. 남의 동정을 피하고 외부의 도움을 거부한 채 두통, 피로와 같은 신체적 증상과 함께 이런 무거운 느낌들을 대부분 혼자 간직하고 있었다.

그러나 자신의 높은 도덕적 수준을 인정받기 원했고 '진실 되게 사는 것'과 환경에 대해 지각이 있는 존재로서 인정을 받지 못한 것을 억울해했다. 소금 체질과 암 체질은 둘 다 자기 고립적인 고결함과 세상으로부터 인정받는 것을 추구하는 갈망 사이에서 갈등을 겪고 있고, 선행은 그것을 했다는 것 그 자체가 보상이라는 것을 알고는 있으나 인정을 받지 못한 것을 억울해한다.

처음에는 소녀의 태도를 보고 소금 체질이라고 판단하고 소금 체질 치료제를 처방했다. 하지만 아주 조금밖에 도움이 되질 않았다. 그러고나서 가족 중에 암환자가 있다는 사실을 알게 되었고, 그후 암 체질 치료제를 처방했다. 암 체질 치료제는 며칠 사이에 그녀의 몸 상태를 매우 좋아지게 했고 정신적으로도 삶에 대한 침울한 전망을 밝게 해주었다.

랄프 왈도 에머슨Ralph Waldo Emerson은 "신은 모든 사람들 마음에 진실과 은폐 또는 방치 사이에 선택권을 주셨다. 네가 원하는 것을 선택하라. 그러나 절대 둘 다 가질 수는 없다"라고 했다. 암 체질 아이는 인생을 심각하게 받아들이는 경향이 있다는 사실에 비추어 볼 때 가끔은 너무 심각해서 문제다.

"오늘은 어제를 고뇌하는 내일이라고 종종 생각하는데, 지금까지 난 잘해왔다! 옳은 일을 하려고 걱정하면서 정신적인 힘을 낭비하는 대신 그냥 하루가 올 때마다 그대로 받아들이면 안 되나?"라고 좋게 생각하면 되는데, 그러지 못하는 것이 암 체질의 문제다.

암 체질의 특징은 진실을 너무 추구하거나, 너무 성실하거나, 너무 진지하다. 이러한 아이에게 암 체질 치료제를 복용시키면 암 체질의 너무 강박적인 면을 희석하게 하는 효과가 있다.

암 체질을 암시하는
신체적 증상 및 특징

- 기생충 감염

- 천식 (비소 체질 치료제, 마전자 체질 치료제, 측백나무 체질 치료제, 기타 다른 체질 치료제들이 효과가 없을 때)

- 수면 부족, 동물성 지방을 좋아함 (비소 체질처럼), 소금을 좋아함 (소금 체질처럼), 음악에 민감함, 오징어 체질처럼 리듬과 춤을 무척 좋아하고 천둥치는 소리를 좋아함

- 해변에 가면 악화됨 (비소 체질처럼)

- 해변에서 더 좋아짐 (소금 체질처럼)

- 검은색 모반과 점 (측백나무 체질처럼)

- 나이가 들어 늦은 청소년기 때에 한 번 이상 유아기 질병에 걸림(늦은 청소년기에 어린아이 질병인 수두, 홍역 같은 질병에 걸림)

잔가지가 구부러지면 나무가 기운다

알렉산더 포프의 교훈적인 글, 1번 편지

　자라는 아이들에게 동종요법 치료제는 치료제로서 뿐만 아니라 체질 형성에도 중요한 역할을 한다. 초기 성장발달기의 여러 단계에서 체질 치료제를 투여하면 부정적인 감정이나 파괴적인 행동을 바로잡을 수 있고 건강하고 균형 잡힌 모습이 형성되는데 도움을 줄 수 있다.

　정확하게 선별된 체질 치료제는 의식을 넘어 무의식에까지 영향을 미치므로, 동종요법은 분노, 근심, 대립하는 본능을 이성적으로 이해할 필요없이 이러한 문제점을 고칠 수 있는 어린아이들에게 잘 맞는다.

　인간이 성장하면서 경험하게 되는 많은 난관과 도전에 건설적으로 대응하기 위해 필요한 정열과 자기 확신이 이런 체질 치료제를 사용함으로써 몸에 형성된다.

에필로그

　이 책의 번역을 마치고 편집 작업이 이루어지고 있는 중에 동종요법으로 개의 암을 치료하는 양현국 수의사로부터 저녁을 사겠다는 연락을 받았다.

　1년 전, 필자는 동종요법 암 치료책《암의 절망과 고통을 넘어서다》을 번역 출간했다. 인도 의학계에서 1990년부터 2005년까지 15년간 인도의 암환자 22,000명을 동종요법만으로 치료하면서 추적한 결과 19%의 완치율, 21%의 호전율을 보였다는 총계가 있다. 현대적인 항암제에 견주어 부작용이 없으며, 효과적이며 아주 경제적인 치료제가 아닐 수 없었다. 현대적인 항암치료와 함께하는 보완치료제로서 손색 없으므로 초기 암에서 호스피스 단계의 모든 환자들에게 현대의학적인 암치료 후, 또는 병행하여 사용하면 환자의 체질 개선을 통한 체력 회복에 도움이 될 것으로 생각했다. 간혹 말기 암환자가 입원하면 동종요법 치료를 해주는데, 환자의 기분이나 고통, 몸의 전반적인 상태가 확실히 편안해져 안락한 임종을 하도록 도와준다. 호스피스 치료로도 부작용 없고 효과적인 좋은 치료법이다. 그러나 1년이 지나도록 아직도 사용률은 거의 미미한 수준이다.

이러던 차에, 양 선생에게서 흥미로운 소식을 전해 듣게 된 것이다. 그는 필자가 전해준 책의 내용대로 개의 암을 치료해보니 효과가 생각보다 좋아서 개의 암 치료 경과를 인터넷에 동영상으로 올렸고, 그 덕분에 최근 여러 지역의 수의사 협회로부터 강연요청이 있어 강연하러 다닌다는 것이었다. 그래서 필자에게 감사의 저녁을 사겠다고 한 것이었고, 필자는 속으로 '한국 사람에게 유익하라고 책을 번역했더니 한국 개가 혜택을 보는구나' 라고 생각했다.

필자가 원장으로 있는 나사렛국제병원의 통합기능의학 연구소에서는 300명의 자폐아를 완치시킨 네덜란드 티누스 박사의 치료방법(www.tinussmits.com)으로 자폐증을 치료한다. 치료받는 자폐아의 보호자들은 "자포자기하는 심정에서 별 기대하지 않고 왔는데, 동종요법 치료가 이렇게 희망이 될 줄은 몰랐습니다"라며 완치를 희망할 수 있어 행복하다고 말한다.

티누스 박사는 2003년 미국 시카고의 자폐증회의에서 혁신적인 자폐증 치료방법을 발표하여 미국과 유럽의 자폐증 치료에 선풍적인 혁명을 일으켰다. 필자가 동종요법과 기능의학을 전문적으로 다루는 내과전문의임에도 불구하고 2년 전, 이 치료방법을 처음 접하며 '조금 과장이 심한 것 아닌가' 하고 의심했다. 자폐증의 원인물질을 동종요법 에너지로 해독하면 증세가 좋아진다는 티누스 박사의 이론을 반신반의했던 것이다. 그러나 현대의학으로 이미 모든 치료를 다해봤으나 근본적으로 치료하지 못한 자폐증 환자의 보호자들은 티누스 박사의 동종요법 해독치료를 원했고, 그들의 요구대로 치료를 하다보니 그 효과를 필자 자신이 먼저 확인할 수 있게 되었다. 티누스 박사의 치료방법은 자폐증을 근본적으로 치료할 수 있는 방법이라는 것을 알게 되었다.

최근 ADHD나 자폐아가 너무 많이 증가하고 있는 추세이므로 티누스 박사의 이론을 조금더 언급하고자 한다.

300명의 자폐아를 치료한 티누스 박사의 이론을 요약하면 다음과 같다.

- 대부분의 자폐아는 치유될 수 있다.
- 자폐증은 백신, 중금속, 혹은 장누스중의 문제와 연관이 있지만 그것만의 문제가 아니다.
- 자폐증의 원인이 단 한 가지만 있는 것이 아니다. 자폐증은 다양한 원인적인 요소들이 축적되어 나타난다.
- 자폐증이 계속되어 청소년기나 성인의 나이에 도달해도 치료될 수 있다.
- 자폐증은 생후 1~2세에 발생한 요인들에 의해서만 발생하지 않는다.
- 임신 기간 중 심지어 임신 전 기간도 결정정적인 역할을 할 수 있다.

결론적으로 '자폐증은 불치'라고 주장하는 유전이론은 틀린 것이며, 자폐증 아이의 다양한 뇌손상에 대응하는 유전자가 약하여 뇌기능이 억제된 것일 뿐이라는 것이다(물론 뇌 일부의 기능은 항진돼 있어 어떤 면에서는 천재적인 특성도 있다). 억제된 뇌기능을 다양한 에너지치료로 풀어주면 정상적인 뇌기능이 돌아온다는 것이다.

치료방법은 원칙적으로 간단하다. 체질을 손상시킨 원인물질을 에너지로 해독하거나 체질치료제로 체질을 강화하면 완치된다는 것이다. 다소 해괴해보이는 방식이지만, 치료해보면 그 결과가 아주 뛰어난, 믿지 않을 수 없는 이론이다.

- 다양한 백신들과 다른 원인적인 중금속, 임신중에 혹은 어린아이에게 투여한 약물들을 동종요법 해독제로 해독하고, 다른 자폐증을 유발했을 가능성이 있는 다양한 요인물질들(심지어 전자렌지로 데운 우유, 임신중에 모성의 술과 담배)을 동종요법 해독제로 만들어 해독한다.

- 자폐증이 있는 경우 뇌의 산화스트레스가 심하므로 비타민C(수용성, 지용성 -지용성 비타민C는 특히 혈관 뇌관문을 통과하기 위해 중요)를 상대적으로 과량 투여한다. 마그네슘이나 아연, 초유, EPA와 DHA가 들어있는 오메가-3를 보조적으로 같이 복용해야 한다. 물론 이 치료가 근본적인 치료는 아니나 뇌의 산화스트레스를 줄이면 증상이 완화되고 여러 해독 치료의 효과를 강화한다.

- 동종요법 체질 치료제를 사용하여 체질을 강화하면 자폐증이 좋아진다(이 책의 본문 참조).

동종요법 치료제는 한국에서는 생산되지 않으므로 영국, 프랑스 등 유럽과 미국의 동종요법 제약사에서 인터넷으로 구매해야 하는 불편함이 있다. 체질 치료제를 유럽, 미국의 동종요법 제약사로부터 구매하기 원한다면 카페(http://cafe.naver.com/homecan)를 참조하기 바란다. 많은 동종요법 제약사 중 필자는 개인적으로는 영국 helios와 ainsworths 사의 제품을 수년 전부터 사용해오고 있다.

www.helios.co.uk (영국 소재 / order@helios.co.uk)

www.ainsworths.com (영국 소재 / enquiries@ainsworths.com)

www.hmedicine.com (미국 소재 / carcinocin200c는 주문 안 됨)

아직까지는 자폐증 치료, 피부 아토피 치료, 체질 치료도 기적적인 효과에 비해 치료하는 환자수는 매우 미미하다. 시간이 지나면 자폐증, 아토피, 체질 치료에 동종요법만큼 부작용 없고 경제적인 좋은 치료방법이 없다는 것을 많은 사람들이 알게 될 것이라고 확신한다.

아직 우리나라는 동종요법 치료에 관한 인식이 척박하지만, 이러한 어려운 여건 속에서 발간된 이번 소아청소년 체질 책을 통해 난치병이 좋아지고, 대한민국의 모든 사랑스런 아이들이 체질 개선을 통해 정신적·감정적·신체적으로 행복한 인생을 살기를 희망한다.

최재성
(나사렛국제병원 통합기능의학 연구소 원장)

한국임상호메오퍼시의사회
www.homeopathyofkorea.com

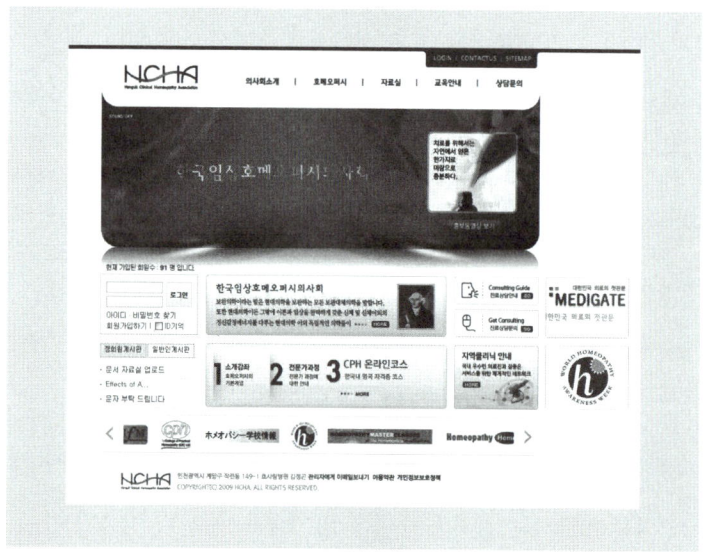

　오랫동안 현대의학을 진료했던 내과전문의인 역자 최재성 원장은 현대의학의 한계를 통감하며 여러 보완의학을 연구하던 중 동종요법을 접하게 됐고, 이를 통해 인간의 병을 보는 시야가 확 넓어지는 것을 경험하게 되었다. 동종요법을 공부한 각과 전문의로 구성된 '한국임상호메오퍼시의사회(www.homeopathyofkorea.com)'를 통해 서로의 동종요법 치료 경험을 공유하고 있다.

호메오퍼시(homeopathy, 동종요법)는 개인의 체질에 근거한 맞춤 처방 치료를 실시하며, 현대의학의 각종 검사를 수용하여 재해석하고 개인의 사회적·신체적·정신적 영역의 상호작용을 고려한 통합적인

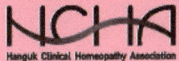

치료법이다. 호메오퍼시는 오장육부의 여러 증상을 통합적으로 판단하여 대부분 한 가지의 치료제만 처방한다.

호메오퍼시 치료제는 화학약이 아니라 자연 속의 동물, 식물, 광물 등에서 추출하므로 자연친화적이며, 치료제를 극도로 희석해서 사용하므로 부작용이 없고 안전하다는 장점이 있다. 양방과 한방으로만 분리되어 있는 한국에서 어느 쪽에도 만족할 수 없어 체질 분석을 통한 개별 처방을 원하는 환자 그리고 만성 알러지, 습진, 피부병, 건선, 여성 생리 장애, 스트레스, 만성피로증후군으로 인한 난치병 아닌 난치병으로 고민하는 분들에게 좋은 대안 치료가 될 수 있다.

보완의학이라는 말은 현대의학을 보완하는 모든 보완대체의학을 말하며, 현대의학과 그밖에 이론과 임상을 완벽하게 갖춘 신체 및 신체 이외의 정신·감정 에너지를 다루는 현대의학 이외 독립적인 의학들이 서로 보완한다는 의미이기도 하다. 동종요법은 서구 유럽에서 동양의 한의학 치료처럼 오래전부터 현재까지 많은 인구가 이용하는 안정성이 이미 인증된 치료 방법이다.

과학적인 양방을 기본으로 동종의학 지식을 겸비한 여러 과의 전문의가 모여 출범한 한국임상호메오퍼시의사회(회장 최재성)는 한국에서 현대의학적으로 난치병으로 규정된 환자들을 위한 동종요법 치료의 새로운 지평을 열고자 한다.

참고문헌

다음 책들은 동종요법에 대해 더 깊이 이해할 수 있도록 도움을 줄 것이다.

Blackie, Margery. 《The Patient, Not the cure》 London: McDonald and Jane's, 1976.
동종요법의 역사, 철학, 동종요법 약리학, 고질적이고 예리한 사례 설명을 포함한 동종요법의 전반적인 고찰이 훌륭하게 정리되어 있다.

Boericke, William. 《Materia Medica with Repertory》 New Delhi: B. Jain Publishers, (n.d.)
학생들에게 꼭 필요한 참고서와 학습도구다. 동종요법 바이블이라고 볼 수 있다.

Borland, Douglas M. 《Children's Types》 London: The British Homoeopathic Association, (n.d.)
상대적으로 잘 알려진 어린이 치료제에 대해 간단히 설명한 선도적인 작품이라 볼 수 있다. 도움이 되는 임상적 충고를 포함하고 있다.

Coulter, Catherine R. 《Portraits of Homoeopathic Medicines: Psychophysical Analyses of Selected Constitutional Types》 1-3권. Bethesda, Maryland: Ninth House Publishing, 2001 (1985년에 1권, 1988년에 2권, 1998년에 3권이 출판되었다).
이 세 권의 책은 24가지 개인의 동종요법 체질 타입에 대한 정신적·감정적인 증상과 신체적인 증상들끼리의 상호관계를 자세하게 다룬다. 《Homoeopathic Sketches of Children's Types》는 이 작품에서 선택된 구절을 포함하고 있고 광범위한 참고문헌과 답신을 이 세 권의 책에서 찾아볼 수 있다.

《Nature and Human Personality: Homoeopathic Archetypes》 St. Louis: Quality Medical Publishing, 2000.

《Portraits of Homoeopathic Medicines》 1권부터 3권까지의 내용을 요약한 12가지 성인 체질 타입을 다루고 있다.

Panos, Maesimund B., and Heimlich, Jane. 《Homoeopathic Medicines at Home》 Los Angeles: JB Tarcher, 1980.
동종요법과 난치적 질환에 대한 처방에 관해 설명한, 입문자들이 자습하기 가장 좋은 책 중 하나다.